Ejercic
un par

Ejercicios para un parto fácil

LAS SEIS LECCIONES PRÁCTICAS
DEL MÉTODO LAMAZE

Elisabeth Bing

Ejercicios para un parto fácil
Título original: Six Practical Lessons for an Easier Childbirth
Autora: Elisabeth Bing
Traducción: Mercedes Zorrilla
Diseño de cubierta: Josep Solà
Fotografía de cubierta: Stock Photos
Ilustraciones: Howard S. Friedman y Vivien Cohen
Fotografías: Jill Strickman
Compaginación: Pacmer, S.A. (Barcelona)

© del texto: 1994, Elisabeth Bing
© de la versión inglesa: 1994, Bantam Books
© de la versión española: noviembre 1998, RBA Ediciones de Librerías, S.A.

Ref.: SN-19 / *ISBN:* 84-7901-390-7
Dep. Legal: B-47.788-98
Impreso por: Liberdúplex, S.L. (Barcelona)

ÍNDICE

PRÓLOGO

Ejercicios para un parto fácil fue el libro que me acompañó durante mis dos embarazos. Creo que, en gran medida, los partos fueron maravillosos gracias a él.

Recuerdo sobre todo nuestras risas durante los «ensayos» y la confianza enorme que me transmitió. Llegado el gran momento, me ayudó a conservar la serenidad incluso en los tramos más difíciles. Fue mi «manual de instrucciones» y mi guía a través de las largas horas de parto. Con los ejercicios y su práctica pude guardar la conexión con mi cuerpo todo el tiempo, dejarle hacer, y hasta llegar a disfrutar.

Sus instrucciones precisas no te permiten ahogarte en el dolor y te hacen participar activamente en el proceso.

Para el padre y la madre, entender lo que está ocurriendo en cada momento hace que el parto no sea sólo algo que te sucede, sino también algo que tú «haces», y creo que esto es muy gratificante.

Durante años, en América, este libro ha estado pasando de mano en mano, de mujer a mujer, casi como garantía de éxito asegurado. Así me llego a mí. Me sorprendió, porque ningún libro sobre embarazo y parto que hubiera leído (y leí muchos...) llegaba hasta donde llega éste. De alguna manera, éste empieza donde los otros acaban. Yo quise seguir pasándolo a otras mujeres, pero me sorprendió no encontrar ninguna versión en castellano. Me parecía urgente que alguien lo tradujera.

Finalmente aquí está. Ya puedo regalárselo a mis amigas... Parir es una gran experiencia, un gran privilegio. Sin duda, este libro te puede ayudar...

SYBILLA, diseñadora de moda

PREFACIO

En las últimas décadas hemos asistido a una profunda transformación de la esencia misma del parto. Si pensamos en los cambios que ha experimentado, es probable que lo primero que nos venga a la mente sean las omnipresentes innovaciones técnicas de la obstetricia que se han ido produciendo durante este período. Los innumerables avances tecnológicos permiten a los médicos mirar en el interior de la matriz, asegurarse del bienestar del bebé, inducir y acelerar el parto, e incluso suplantar el proceso natural. Podría discutirse hasta qué punto los adelantos tecnológicos han contribuido a incrementar la seguridad tanto de la madre como del niño, pero es innegable que han remodelado las características del parto.

Sin embargo, la transformación real del parto durante este período sólo tiene una relación indirecta con la nueva tecnología. En cambio, tiene mucho que ver con la metamorfosis de la predisposición mental de las mujeres, debida a la información que ahora reciben y a la forma en que la reciben. A medida que la maternidad iba siendo de la incumbencia de los profesionales, también lo era la difusión de información. La experiencia acumulada que compartían las mujeres, y que se transmitía de madre a hija, se reveló insuficiente para las necesidades de la mujer en una cultura en la que el alumbramiento de un hijo se ha vuelto tan complejo. Las clases de preparación al parto surgieron como respuesta a la carencia de información y a las nuevas necesidades, y su éxito salta a la vista.

El impacto de la educación prenatal no puede calibrarse atendiendo únicamente a su efecto en la parturienta, en tanto que persona individual, ya que sólo cuando el número de mujeres conocedoras de las opciones a las que podían aspirar fue suficiente, la demanda de dichas opciones cobró fuerza. Prácticas insólitas en el pasado, como la presencia del padre durante el parto y el nacimiento, la pernoctación de éste en el hospital y la temprana vuelta a casa, ahora son moneda corriente. Elisabeth Bing estuvo en la vanguardia de este movimiento revolucionario.

Hace muchos años que leí por primera vez *Ejercicios para un parto fácil*, pero todavía recuerdo el entusiasmo que despertó en mí y en tantos otros de mis contemporáneos cuando apareció. Era el portavoz de una nueva era. Por primera vez, los conceptos y las conquistas de la psicoprofilaxis estaban al alcance de todas las mujeres, tuvieran o no acceso a la educación prenatal. Llevó los conocimientos relativos al embarazo y el nacimiento a la intimidad del hogar, que seguramente es su ámbito natural. Por su estilo personal y distendido, era como tener a Elisabeth en la sala de estar de tu casa.

Repasando esta nueva edición de *Ejercicios para un parto fácil*, he vuelto a sentir el mismo entusiasmo. Aunque Elisabeth ha actualizado el texto para introducir algunas de las recientes novedades sobre el embarazo y el parto, no ha hecho ningún cambio superfluo. Aún puedo sentir que está ahí presente, hablando conmigo; aseguraría que sus nuevos lectores también podrán oírla personalmente.

Son raros los libros dignos de ser calificados de clásicos modernos, pero éste es sin duda uno de los pocos que lo merecen. Quizás sea el libro que por sí solo más ha contribuido a cambiar la fisonomía del parto. Por mi parte, recomiendo encarecidamente su lectura y su uso.

Murray W. Enkin, doctor en medicina,
cirujano colegiado; catedrático emérito,
Departamentos de Obstetricia y
Ginecología, Epidemiología Clínica
y Bioestadística; McMaster University

INTRODUCCIÓN

Escribí la primera edición de este libro hace 30 años; ni siquiera en mis sueños más entusiastas imaginé nunca que este modesto libro de divulgación todavía hoy tendría demanda y sería de utilidad práctica para miles de padres jóvenes. Como es natural, estaba íntimamente convencida de la bondad del método Lamaze, pero lo máximo que esperaba era que esta «preparación al parto» tuviera continuidad, que el indudable atractivo que tenía para los padres la convirtiera en una «forma de dar a luz» establecida y que no cayera en el olvido como una moda más de los años sesenta.

El método Lamaze es una modalidad aceptada dentro de los procedimientos obstétricos actuales. Hoy en día, casi nadie se atrevería a decir que es perjudicial para la salud de la mujer o que pone en peligro al niño. Las mismas razones que han llevado a demostrar que su validez era duradera, han hecho de él un método vivo. Se han producido cambios, hasta cierto punto, en la técnica, pero también en los planteamientos y en los conocimientos científicos; se podría decir que el método Lamaze «niño» ha crecido hasta convertirse en un «joven» adulto y ha afirmado su existencia.

En esta tercera revisión se ha actualizado el libro para dar cabida al pensamiento obstétrico actual y reflejar mi experiencia cotidiana con los futuros padres en las clases de educación prenatal. Quisiera dar las gracias a mi primer editor de Bantam Books, Grace Bechtold, y a Toni Burbank y Maria Mack, por haberme ayudado a presentar los cambios y a convencer a Bantam para que publicara a este «niño en período de crecimiento» de manera que pueda seguir siendo útil a tantos nuevos padres como lo ha sido durante los últimos 30 años.

LA CLASE SE REÚNE

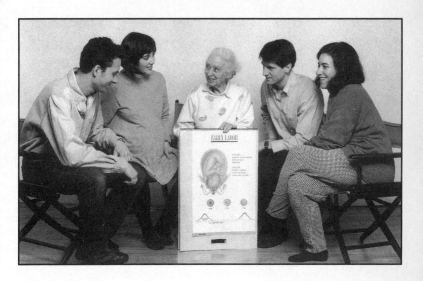

Actualmente, en todo el mundo hay mujeres que se preparan para tener un hijo de una manera nueva y constructiva. Conocen los cambios que se producen en el cuerpo durante los nueve meses de gestación, hacen ejercicios con los que entrenan su cuerpo para dar a luz y practican nuevas técnicas de respiración y relajación, que les ayudarán a mitigar el dolor y la incomodidad del parto.

Desde el punto de vista de la mujer, este método es una forma inteligente de enfrentarse a las dificultades emocionales y físicas del alumbramiento. Muchas mujeres asisten junto con sus compañeros a clases muy similares a las que se describen aquí, pero con este libro los futuros padres podrán prepararse para el parto en la intimidad del hogar sin necesidad de apuntarse a un cursillo.

A fin de simplificar las cosas y conseguir la mayor efectividad posible, empezaremos el curso como si estuviéramos en una de las clases que he dado a miles de futuros padres. Si sigue el curso con atención, practica los ejercicios y utiliza las técnicas prescritas, estoy segura de que tendrá una experiencia feliz, activa y muy satisfactoria.

PRESENTACIÓN

Cinco parejas jóvenes han llegado a mi estudio el primer día de clase. Las mujeres tienen profesiones distintas: una es bailarina de profesión, aunque ahora disfruta de una excedencia, otra es abogada, la tercera trabaja en un banco, y hay dos amas de casa, una de las cuales tiene un hijo pequeño. Los trabajos y las ocupaciones de sus parejas también son variadas: profesor, vendedor de libros, corredor de bolsa, mecánico y estudiante universitario. Lo único que estas personas tienen en común es que serán padres de un recién nacido en el plazo de dos meses.

La experiencia nos dice que el mejor momento para empezar este curso es hacia el final del séptimo mes o principios del octavo, porque en ese momento la mujer está psicológicamente dispuesta a prepararse para el parto. Empieza a sentir el peso del bebé y es probable que tenga dolores de espalda y note que sus músculos abdominales están flácidos. En este punto, es fácil que acepte e incluso abrace con entusiasmo la idea de entrenarse. Si empezara demasiado pronto, la voluntad necesaria para hacer bien los ejercicios casi con toda seguridad disminuiría con el paso de los meses. Un entrenamiento intensivo durante las últimas etapas del embarazo no sólo proporciona una mejor preparación física, sino que mantiene frescos en la memoria los métodos y las técnicas para cuando llega el momento del parto y el nacimiento.

En la clase nadie se conocía de antemano, por lo que reina un cierto sentimiento de expectación.

Algunos hombres parecen un poco avergonzados, pero es natural. Sin más preámbulos, me presento yo misma y presento a los asistentes.

–Ahora –continúo–, me gustaría preguntar a cada uno de vosotros, tanto a los hombres como a las mujeres, por qué habéis venido aquí esta noche y qué esperáis de estas clases. Me gustaría conocer las razones por las que cada uno de vosotros ha decidido apuntarse.

Primero contestan las mujeres:

–Quiero saber exactamente qué nos ocurrirá a mí y a mi bebé durante el parto y el nacimiento.

–A mí me gustaría que me anestesiaran lo menos posible. Mi médico me dijo que si quería ayudar en el parto, estar despierta y participar en el nacimiento de mi hijo, su consejo era que asistiese a estas clases.

–Mi marido y yo queremos participar en el nacimiento de nuestro hijo. Una amiga nuestra asistió a sus clases y nos contó que eran una preparación estupenda.

–No me preparé en absoluto para el nacimiento de nuestro primer hijo y fue una experiencia terrible. Esta vez quiero saber lo que va a suceder y no ponerme trabas a mí misma.

Y luego los hombres:

–Quiero ayudar a mi mujer a prepararse para dar a luz y estar a su lado durante el parto.

–El primer parto de mi mujer fue una experiencia muy angustiosa para los dos. Esta vez quiero que esté preparada para ayudar al médico durante el parto y que tenga una experiencia más positiva y agradable. Hemos oído que estas clases son justo lo que necesitamos.

–Nuestro médico nos ha dicho que los ejercicios, la información y las técnicas respiratorias que se aprenden aquí son la mejor manera de prepararse para el parto.

–Susan me ha pedido que la acompañe esta noche. Realmente no sé por qué estoy aquí. Yo en su lugar le pediría al médico que se hiciera cargo de todo y me durmiera...

–Es una experiencia que deseamos compartir.

Ahora ya nos conocemos. Todos estamos aquí por el mismo motivo: conocer la extraordinaria proeza de la ingeniería natural que es un nacimiento; ganar confianza, compartir la alegría de la espera y aprender a enfrentarnos a las dificultades físicas y emocionales que conlleva el parto, para así poder participar activamente y no permanecer pasivos, desvalidos o inconscientes, ni pasear arriba y abajo en una sala de espera.

¿QUÉ ES EL «MÉTODO LAMAZE»?

En todo el mundo, muchas embarazadas se preparan de la misma manera para tener una experiencia consciente, sana y feliz. Este método de preparación se conoce como la técnica Lamaze. Creo que es bueno saber algunas cosas sobre la manera en que se desarrolló esta técnica y se difundió por todo el mundo.

Grantly Dick-Read concibió la idea de que el dolor del parto era originado en primer lugar por el miedo. En su famoso libro *Childbirth Without Fear*, defendía que el dolor asociado al proceso de dar a luz podía ser reducido en gran medida e incluso totalmente eliminado si la mujer comprendía el proceso de dilatación y expulsión, y aprendía a relajarse adecuadamente. Dick-Read estaba convencido de que el parto era un «proceso normal y fisiológico» y de que cualquier tipo de dolor que se presentara era producto de una mala preparación y de la influencia de los relatos bíblicos, de los prejuicios populares y de los cuentos de viejas. La esencia de este concepto ha sido ampliamente aceptada, pero hoy sabemos que toda la educación y la «preparación cultural» del mundo no siempre pueden conseguir que el parto no vaya acompañado de algún tipo de dolor o malestar.

El doctor Dick-Read se refería a este método con la expresión «parto natural», pero desgraciadamente con el paso de los años el sentido de estas palabras se ha visto oscurecido por innumerables capas de misticismo. Hay quien cree que se trata de un parto primitivo, sin ningún tipo de medicación o ayuda, una especie de prueba de resistencia. Los trabajos de investigación del Dr. Dick-Read fueron objeto de graves distorsiones y, en consecuencia, la profesión médica evita el término y el concepto de «parto natural».

Este libro presenta una serie de lecciones prácticas sobre lo que denominamos el método Lamaze para el parto, pero no es una técnica de lo que actualmente se conoce como «parto natural»; muy al contrario, es una técnica que no tiene nada de natural, sino que se adquiere a base de esfuerzo y concentración por parte de la mujer embarazada y de su pareja. El objetivo de este método es proporcionar un analgésico (una reducción del dolor) por medios físicos en lugar de químicos; es decir, dar una alternativa al uso de medicamentos.

Dicha técnica se desarrolló en Rusia, donde el Dr. Fernand Lamaze la experimentó por primera vez en 1951, para luego introducirla en Francia y en otros países europeos, así como en China, Australia, Cuba y Sudamérica. En la actualidad, cada vez son más los médicos que recomiendan a las futuras madres que se preparen con este método y algunos hospitales han modificado sus reglamentos para permitir la participación activa de la madre y de su pareja en el momento del parto.

¿Cuál es la teoría del método Lamaze? ¿Qué significa el término psicoprofilaxis? Se refiere simplemente a la preparación física y psicológica para el parto, pero lo iréis comprendiendo mejor a medida que avancemos juntos en cada lección.

¿CÓMO SE CONTROLA EL DOLOR?

La naturaleza del dolor ha sido objeto de muchas investigaciones. Se ha descubierto, por ejemplo, que sin importar cuál sea la parte del cuerpo de donde proviene (el pie, la rodilla, el abdomen o la cabeza), siempre se registra en la corteza cerebral. También se ha determinado que es imposible medir el *grado* de dolor real, aunque sí pueden medirse sus efectos, como son los cambios en la composición de la sangre, las secreciones hormonales o la respiración.

En distintos experimentos se ha visto que la percepción del dolor depende de muchos otros factores que se dan simultáneamente con el mismo. El hecho más destacable es que en general no podemos concentrarnos en más de una cosa al mismo tiempo. Cuando fijamos la atención en un objeto o en una sensación, el resto de percepciones quedan en la periferia. Estoy segura de que todos habéis tenido experiencias que lo demuestran. Veamos algunos ejemplos.

Todos sabemos que la lectura de un buen libro puede absorber hasta tal punto nuestra atención que es posible estar en el tren, en el metro, o incluso en una habitación llena de gente hablando, de forma que todas las potenciales fuentes de distracción (conversación, pitidos, abrir y cerrar de puertas) no consigan romper nuestra intensa concentración. Sucede a menudo que apenas somos conscientes de lo que ocurre a nuestro alrededor. Supongamos que teníamos un fuerte dolor de cabeza pero aun así hemos ido al cine. Si la película era realmente buena, es fácil que no nos acordemos del dolor de cabeza, pero en cuanto termina, nos golpea con fuerzas renovadas. ¿Qué ha ocurrido? Simplemente, que la concentración en la película era lo bastante intensa como para eliminar la percepción del dolor. En cuanto hemos dejado de estar concentrados en otra cosa, el dolor de cabeza ha vuelto a ser el centro de atención.

Una forma segura de incrementar la percepción del dolor es temerlo por anticipado. En mi caso, con sólo sentarme en el sillón del dentista ya me siento asustada y tensa, y empiezo a sentir dolor en cuanto me pide que abra la boca para mirarme los dientes.

Creo que la mayoría de las mujeres se siente así a la hora del parto. No imaginan más que dolor. «Seguro que duele muchísimo. No habría tantos medicamentos para el dolor del parto si no fuera realmente atroz», se dicen. De esta manera, esperando el dolor y concentrándose en él, consiguen abrir las puertas de par en par al sufrimiento.

Nadie sabe hasta qué punto el parto es doloroso. Estoy de acuerdo con el Dr. Dick-Read en que gran parte del dolor procede de la ansiedad y del miedo, pero no creo que la educación y el «descondicionamiento» puedan eliminarlo de forma absoluta. En mi opinión, comprender el proceso del parto puede reducir la aprensión y, con ella, el dolor *innecesario*. Por otra parte, con algunos ejercicios sencillos se puede preparar el cuerpo para que todo el proceso sea más fácil. Pero, a pesar de toda la comprensión, la educación y la preparación física, el parto conlleva un innegable malestar. Nuestro objetivo es aprender a actuar contra ese dolor residual y a enfrentarnos adecuadamente a él.

Ahora bien, si el dolor del parto fuera tan suave como un dolor de cabeza, estoy segura de que el problema se podría solucionar con sólo instalar aparatos de televisión en todas las salas de parto y dejar que las parturientas disfrutaran viendo su programa favorito. Es evidente que esta técnica no daría resultado, pero no hay nada de malo en ella. El objetivo de estas lecciones, aparte de comprender lo que ocurre durante el parto y aprender algunos ejercicios para preparar el cuerpo, es reacondicionarnos y crear un nuevo centro de atención, de manera que la percepción del dolor sea periférica. Hemos descubierto que es posible conseguirlo, no sólo concentrándose en algo exterior sino en una actividad propia muy especial.

Dicha actividad especial consiste en la puesta en práctica de técnicas activas de respiración que entrañan cierta dificultad y requieren una gran dosis de concentración y esfuerzo. Se utilizan distintas técnicas de respiración debido a la íntima conexión que existe entre la respiración y todas nuestras actividades, ya sean físicas o emocionales. El ritmo respiratorio se sincroniza automáticamente con la actividad que estamos realizando. Cuando dormimos, el ritmo es lento. Si estamos tranquilamente sentados, también es lento, pero más rápido que durante el sueño. Al pasear, correr o subir escaleras, cambia el ritmo y el tipo de respiración. Los mismos cambios se dan en función del estado emocional; la respiración es lenta cuando estamos tranquilos y se acelera cuando nos sentimos excitados o molestos.

Aprenderemos a cambiar deliberadamente el tipo de respiración durante el parto, a fin de que se ajuste a las características de las distintas contracciones uterinas. Requerirá de nuestra parte un gran esfuerzo de concentración, pero no en el dolor, sino en nuestra propia actividad, que consistirá en sincronizar la respiración con las señales que recibamos del útero. Es una tarea ardua que creará un nuevo foco de atención en el cerebro, de manera que durante el parto los impulsos dolorosos serán periféricos y se reducirá su intensidad. La respiración no sólo sirve para concentrarse, sino que además proporciona una gran cantidad de oxígeno al bebé, que necesita un aporte adicional durante el parto porque la presión del útero al contraerse para expulsarlo disminuye el suministro que recibe. Por otra parte, el músculo uterino también necesita una mayor cantidad de oxígeno para trabajar con eficacia. Al mismo tiempo, aprenderemos a relajar el cuerpo de manera que dicho músculo trabaje en condiciones óptimas.

Éstos son, pues, los principios básicos del método Lamaze para el parto: educación, comprensión, ejercicios preliminares y una técnica de actividad respiratoria especial y de relajación durante el parto. Me propongo daros estos instrumentos de precisión para que trabajéis con ellos, pero depende de vosotras utilizarlos según vuestras necesidades.

¿HASTA QUÉ PUNTO ES EFECTIVO?

Con frecuencia nos piden estadísticas referidas a este método. Los médicos quieren saber si con la utilización de esta técnica se reducen los desgarros, los nacimientos prematuros o las hemorragias. Los estudios llevados a cabo en Francia y en muchos otros países indican que el método psicoprofiláctico reduce realmente la incidencia de estas complicaciones, pero hay otro factor muy importante que no puede ser medido mediante estadísticas. La pregunta es: ¿cómo contribuye un parto gratificante a la buena relación de la pareja? ¿Qué efecto tiene en la pareja el sentimiento de haber colaborado con éxito en la realización de una tarea tan difícil como es dar nacimiento a un hijo?

Como ya he mencionado antes, la función de la pareja es crucial. Debe ayudar a su compañera a aprender las técnicas de respiración. Debe vigilar que esté bien relajada en las prácticas y durante el parto real. Puede ayudarla a concentrarse en la respiración e informarla de los intervalos de tiempo entre contracciones. Debe estar constantemente dispuesto a apoyarla, no sólo involucrándose física y emocionalmente, sino también mediante la aplicación de técnicas específicas que aprenderá aquí en clase.

Las mujeres no damos a luz muy a menudo durante nuestras vidas. En nuestro país y en esta época, la mayoría de los niños ya no nacen por casualidad, sino por voluntad de los padres. Es una situación muy nueva, de cuya importancia psicológica y social estoy convencida. Me gusta pensar que un país en el que sus habitantes han sido todos hijos deseados puede ser un lugar maravilloso para vivir. Sería una lástima que ese gran acontecimiento que es el parto fuera una experiencia traumática, algo que prefiriéramos apartar de nuestras mentes en lugar de recordar con agrado. Lo que me propongo es ayudaros a que sea una experiencia gratificante, que pueda vivirse con dignidad y alegría, y que podáis compartir con vuestra pareja en una feliz colaboración.

No me propongo hacer de vosotras obstetras aficionadas. Estoy segura de que todas habéis elegido cuidadosamente vuestro médico o comadrona y de que respetáis su criterio. Es importante ser consciente de que dar a luz es un trabajo en equipo, un equipo compuesto por vosotras y vuestro compañero, por mí como profesora y, por supuesto, por las enfermeras, las comadronas y el médico. Cada uno tiene su propia función.

Esto me lleva a otro punto que quisiera comentar antes de empezar la primera lección. Me suelen preguntar por el número de éxitos y de fracasos entre las mujeres que asisten a mis clases. Quiero que sepáis que no acepto el concepto de fracaso en relación con una mujer a la que preparo para dar a luz. Antes de aprender este método, todas estamos en un punto que yo sitúo por debajo de cero. Todas vosotras llegaréis a un punto por encima de cero y ése será *vuestro* éxito. No hay una meta en términos absolutos, ni un umbral que todas o algunas debáis traspasar. En ningún momento debéis sentiros culpables o fracasadas si necesitáis algún tipo de medicación o si experimentáis malestar o dolor. En este caso no valen las comparaciones, ya que todo depende de la naturaleza física y de las proporciones de vuestro cuerpo, del tamaño y de la forma del bebé, y de muchos otros factores.

Si por cualquier razón se presentaran complicaciones médicas, ya no sería cosa vuestra enfrentaros a ellas. No está en vuestras manos solucionar ese tipo de problemas y cualquier decisión de naturaleza médica es competencia del médico o de la comadrona. De todos modos, recordad que, en caso de que se produjeran dificultades mecánicas, el entrenamiento previo y la cooperación activa en el parto a menudo podrán evitar la utilización de fórceps e incluso la necesidad de practicar una cesárea. Vuestra participación consciente puede ser una ayuda inestimable para el médico, con el que seguiréis trabajando en equipo.

Por último, creo que es bueno acudir al médico para las revisiones prenatales junto con vuestra pareja. Las mujeres no habéis concebido a vuestro hijo solas. Sois dos los que estáis creando una familia. Desde el principio y durante todo el embarazo recorréis juntos un camino cuya finalidad no sólo es dar a luz, sino ser padres.

LECCIÓN 1

Empecemos la lección mirando algunas ilustraciones (en las páginas siguientes) para que entendáis mejor los cambios que se dan en vuestro cuerpo durante el embarazo.

LOS CAMBIOS DEL CUERPO DURANTE EL EMBARAZO

El primer dibujo representa una mujer no embarazada. Observad la forma del útero. Fijaos en la abertura en forma de cuello de botella, llamada cuello uterino. Como veis, el útero está muy cerca de la vejiga y de los intestinos que ocupan el abdomen, encima de los cuales se sitúa el estómago, justo por debajo del diafragma, que lo separa de los pulmones.

El segundo dibujo representa a una mujer embarazada, con un feto de unos cinco meses. El útero es una bolsa muscular extremadamente elástica. A medida que el bebé se desarrolla, el útero se expande desde la cavidad pélvica hacia la cavidad abdominal, de manera que empuja los intestinos hacia arriba y hacia atrás.

En el tercer dibujo, el feto tiene nueve meses. El útero ocupa ahora todo el abdomen, empuja los intestinos hacia arriba, contra el estómago y el diafragma, el cual comprime un poco los pulmones. Ésa es la razón por la que a veces os falta el aliento y en ocasiones tenéis ardor de estómago u os sentís pesadas después de comer. Como veis, la presión del útero sobre la vejiga explica también las frecuentes visitas al lavabo.

Observad con detenimiento el cuello uterino del dibujo número 3. Veréis un pequeño tapón en la abertura en forma de cuello de botella. Está compuesto de mucosidad y diminutos vasos capilares, e impide que las bacterias entren por el cuello del útero y provoquen una infección durante el embarazo. Este tapón mucoso es un dispositivo de seguridad que

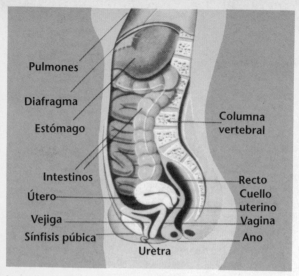

Pulmones

Diafragma

Estómago

Columna
vertebral

Intestinos

Útero

Vejiga

Sínfisis púbica

Uretra

Recto
Cuello
uterino
Vagina
Ano

1. La ilustración muestra la posición del útero y otros órganos en la mujer no embarazada.

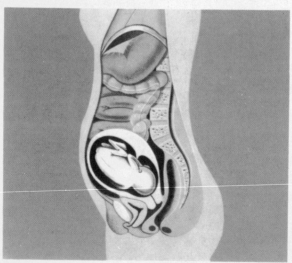

2. A los cinco meses, el bebé ya ha ocupado la cavidad
abdominal y ejerce cierta presión sobre el diafragma y
los pulmones.

debe haceros sentir más seguras. Su presencia permite mantener relaciones sexuales, practicar la natación o tomar un baño. Todas estas actividades se consideran totalmente inocuas, a no ser en casos especiales en los que el médico haya dado instrucciones específicas para que se eviten durante el embarazo. Suele considerarse que las relaciones sexuales durante el embarazo no conllevan ningún riesgo, aunque es posible que el deseo del hombre o de la mujer varíe a lo largo de los tres trimestres y, como es obvio, se hace necesario ser un poco creativo para encontrar nuevas posiciones y maneras de obtener placer. Pero no tengáis miedo de practicar el sexo, porque es prácticamente imposible hacer daño al bebé.

Dado que la imagen que la mujer tiene de sí misma puede deteriorarse a medida que su figura cambia, es probable que necesite que le demuestren que sigue siendo deseable, y no se me ocurre mejor manera de que te hagan recuperar la seguridad en ti misma que sentirte querida y hacer el amor.

Si miráis con atención el cuarto dibujo, observaréis que el cuello del útero se ha acortado y ha dejado más espacio a los intestinos y al estómago. Sin embargo, la presión sobre la ve-

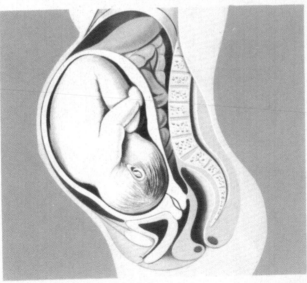

3. En el noveno mes, el bebé ocupa casi todo el abdomen pero eso no impide el buen funcionamiento de los órganos internos.

jiga ha aumentado. Hacia el final del embarazo, suele ocurrir que el bebé descienda y se instale en la cavidad pélvica. Este fenómeno se conoce popularmente como «caída», pero en mi opinión no es un buen término, ya que no se trata de una caída súbita, sino de un descenso gradual. En esta etapa del embarazo, advertiréis que, aunque os sea más fácil respirar, la presión sobre la vejiga y los muslos se incrementa.

Os encontraréis personas que os comentarán, con buena intención, lo «bajo» que lleváis el vientre y os abrumarán con cuentos sobre lo que eso significa. No hagáis caso de todos esos consejos bienintencionados y consultad al medico si tenéis dudas sobre cualquier síntoma o molestia. Él os explicará que la cabeza del bebé se ha «encajado», lo que significa que la cabeza se ha introducido en la pelvis, una cavidad compuesta por el sacro, el hueso ilíaco y la sínfisis púbica. El encaje de la cabeza del bebé en la pelvis es, por tanto, un síntoma esperanzador.

Entonces ya sabréis que el parto está cerca. Ello puede ocurrir hasta tres semanas antes de la fecha en que cumpláis o sólo unos días antes de que empiecen las contracciones. En algún caso ocurre que la cabeza no se encaja hasta después de empezado el parto.

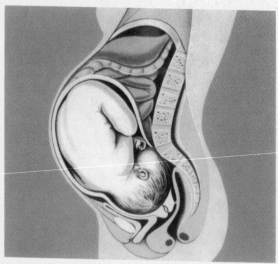

4. Al final del noveno mes, la cabeza del bebé se encaja entre la parte anterior del hueso ilíaco y el sacro.

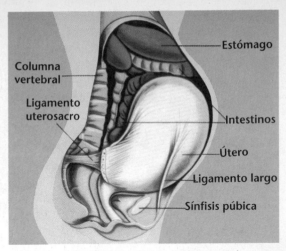

Columna vertebral

Ligamento uterosacro

Estómago

Intestinos

Útero

Ligamento largo

Sínfisis púbica

5. El útero, la bolsa muscular que aloja al bebé, se sostiene mediante ligamentos laterales y posteriores.

El quinto dibujo muestra la bolsa uterina entera, la cual está sujeta por ligamentos que actúan como las columnas de un edificio. Hay dos ligamentos largos, uno a cada lado, y dos cortos, unidos a la parte inferior de la columna vertebral. Es normal que de vez en cuando sintáis un doloroso pinchazo en los riñones cuando os levantéis rápido, toséis o estornudéis. Estos pinchazos son debidos al estiramiento brusco de los ligamentos largos; no tienen ninguna consecuencia, pero conocer su causa seguramente os ayudará a sobrellevarlos.

LA IMPORTANCIA DE UNA POSTURA CORRECTA

Los ligamentos unidos a la parte inferior de la columna vertebral pueden provocar dolor de espalda durante el embarazo. El dolor de espalda en el embarazo es un trastorno frecuente. Desgraciadamente, solemos agudizar la tensión normal de la espalda debido a las malas posturas. Lo más fácil cuando se carga con el peso de un bebé es adoptar la línea de menor resistencia. Pero si dejamos que el abdomen cuelgue y se incline ligeramente hacia atrás lo que conseguimos es debilitar los músculos abdominales, simplemente por falta de uso, al tiempo que aumentamos la tensión de los músculos de la espalda al obligarlos a estirarse más de la cuenta. Es de una gran importancia que aprendamos a utilizar el cuerpo correctamente durante el embarazo.

Cuando estemos de pie, debemos recordar siempre que la coronilla es el punto más alto del cuerpo. Si levantáis la cabeza, tal como muestran las siguientes ilustraciones, notaréis que el resto del cuerpo se alinea. No hay necesidad de hacer fuerza con las nalgas ni con los abdominales, ya que ellos mismos se colocan bien al levantar la cabeza.

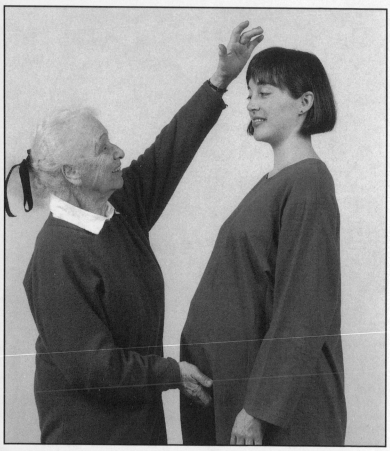

La coronilla es el punto más alto del cuerpo.

Notaréis que adoptando una postura correcta andáis con más gracia y tensáis mucho menos los músculos abdominales y lumbares. Además, lo creáis o no, una postura correcta alivia la presión de la vejiga. No sería mala idea que vuestra pareja os instara a «poneros rectas» cuando os viera en una postura incorrecta.

Una postura correcta evita también el cansancio. Es normal que os canséis con más facilidad durante el embarazo, pero no dejéis que el cansancio se acumule. Descansad durante el día, aunque sólo sea durante diez minutos cada vez. Sentaos o, mejor aún, acostaos con las piernas levantadas. Enseguida sentiréis que recuperáis la energía y no se os harán los días tan largos.

EJERCICIO PARA EL SUELO DE LA PELVIS

Este ejercicio os ayudará a fortalecer el suelo de la pelvis, a darle elasticidad y a ser más conscientes de los músculos que lo componen y que tendréis que relajar cuando empujéis para expulsar al bebé. Recibe el nombre de «ejercicio Kegel», por el Dr. Kegel, que fue el primero en describirlo y utilizarlo en el tratamiento de la incontinencia y la falta de tono muscular de la pelvis.

Aprenderemos a ejercitar la musculatura del suelo de la pelvis, o pubiano-coccigeana, que forma una banda que va desde el pubis hasta cerca del coxis. Su forma es la de un ocho, cuyos círculos rodean los esfínteres o conductos anterior y posterior, y su función principal es la de soporte de la vejiga, la vagina y el útero, y el recto.

Sentaos en un lugar cómodo, con las piernas un poco separadas, e inclinaos ligeramente hacia delante. Cerrad el conducto anterior como si quisierais impedir la salida de la orina. A continuación, contraed la vagina y, por último, apretad el conducto posterior como si aguantarais las ganas de defecar. Mantened contraída la musculatura mientras contáis hasta seis y luego relajaos. Si dais la orden de «soltar», veréis como os relajáis todavía más. Conectad siempre los movimientos del cuerpo con el pensamiento. Si pensáis cada movimiento, realizaréis los ejercicios con más eficacia.

Repetid el ejercicio por lo menos 20 o 30 veces al día. Lo podéis hacer de pie, sentadas o acostadas; mientras conducís o viajáis en transporte público, en una reunión aburrida o mientras dan anuncios en la televisión. Nadie notará lo que estáis haciendo. En una ocasión, mi ginecólogo me aconsejó que cada vez que fuera a orinar, interrumpiera el chorro de forma intermitente. De esa manera ejercitaréis los músculos del

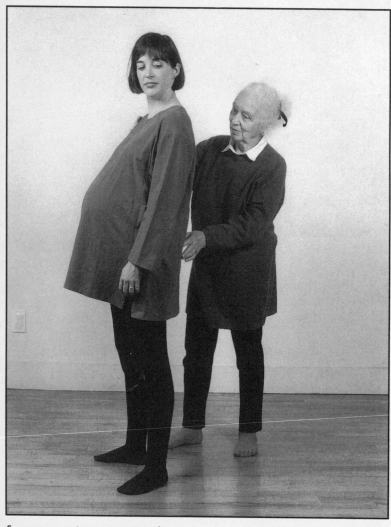

Sue nos muestra una postura incorrecta, que produciría dolor de espalda y debilitaría los músculos abdominales.

suelo pélvico y casi sin daros cuenta habréis adoptado la costumbre de cortar el flujo de orina varias veces en cada visita al baño. Yo lo hago de 20 a 30 veces diarias, aunque depende un poco de la cantidad de té o café que haya tomado. De uno u otro modo, enseguida notaréis que os sentís más ligeras, que la presión sobre los muslos disminuye y que, como premio especial, aumenta el placer de las relaciones sexuales a medida que adquirís la capacidad de contraer y relajar los músculos vaginales con facilidad.

Ejercitar los músculos del suelo pélvico mejora el tono muscular y aumenta la elasticidad del perineo –el área entre el ano y la vulva–, que así se estirará sin esfuerzo cuando el bebé descienda. Además, el uso frecuente de estos músculos hará que seáis conscientes de su posición y funcionamiento, y os servirá de ayuda para expulsar con suavidad al bebé mediante un control neuromuscular consciente, de la misma manera que los ejercicios de «concentración-relajación» que aprenderemos más adelante os servirán para desarrollar la capacidad de relajar y controlar los brazos, las piernas y los músculos faciales.

Practicad estos ejercicios con diligencia, desde ahora hasta que deis a luz. También es uno de los ejercicios más importantes para *después* del parto. Cuando hayáis tenido al niño y estéis en la habitación (o incluso en el paritorio), ya podéis empezar a contraer el suelo de la pelvis. Es probable que notéis la zona pélvica dolorida y entumecida, o irritación en los puntos de la episiotomía. Puede que os dé miedo orinar o vaciar los intestinos involuntariamente. Si practicáis los ejercicios Kegel de vez en cuando, aceleraréis el proceso de curación de la episiotomía y tendréis un puerperio, o período posnatal, más agradable.

Mi consejo es que sigáis practicando este ejercicio para el suelo de la pelvis durante toda la vida, a fin de mantener un buen tono muscular y prevenir el debilitamiento o incluso el prolapso en una etapa posterior.

Ahora observaremos con detenimiento los siguientes dibujos, en los que se ilustra el proceso del parto. En la página 34 vemos un bebé a punto de nacer. La madre se encuentra sentada con la espalda recostada. Podemos reconocer la columna vertebral, el ano, la vagina, la uretra o conducto urinario, el útero con su cuello de botella (que en el dibujo ya ha perdido el tapón) y, naturalmente, el bebé, que mira hacia la cadera de la madre.

LA PRIMERA ETAPA DEL PARTO

El parto se divide en tres etapas. Durante la primera, el útero se empieza a contraer involuntariamente y tira del cuello, que se vuelve más blando, delgado y plano. A este proceso se le denomina borrado del cuello del útero. En la mayoría de las mujeres, el borrado empieza hacia el final del embarazo, hasta dos o tres semanas antes del nacimiento del bebé. Es posible que ya hayáis notado algún tirón ocasional en el abdomen. Estos tirones son contracciones preliminares del útero absolutamente indoloras. Se conocen como contracciones de Braxton Hicks, que es el nombre del médico inglés que las describió por primera vez. Cuando el parto empiece realmente, notaréis con toda claridad las contracciones uterinas, que harán que el cuello del útero se dilate.

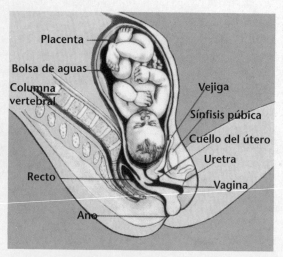

1. El bebé está preparado para nacer: la madre está recostada en un ángulo de 75° y el niño mira hacia su cadera derecha; el cuello del útero todavía es grueso y largo; aún no han empezado las contracciones preliminares.

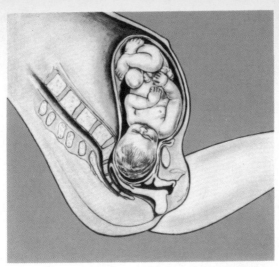

2. Inicio de la primera etapa del parto: ya han comenzado a producirse las contracciones; el bebé ha empezado a moverse hacia abajo y el cuello del útero se ha hecho más corto y plano, mediante el proceso denominado borrado.

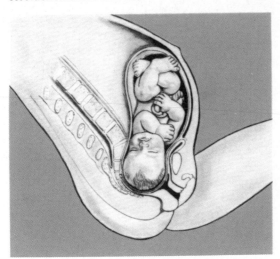

3. El bebé se va girando a medida que continúan las contracciones de la primera etapa del parto. El cuello del útero se dilata; la abertura es de unos cinco centímetros, o dos dedos y medio, la mitad de la dilatación máxima.

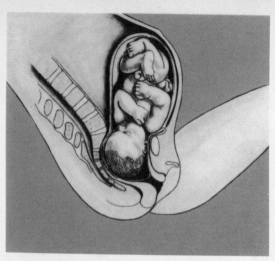

4. Al final de la primera etapa del parto, el cuello del útero se ha dilatado totalmente (5 dedos o 10 centímetros); la cabeza del bebé ensancha la vagina y presiona sobre el recto.

El orificio del cuello del útero puede compararse al de un jersey de cuello alto y muy prieto. Imaginaos que tratáis de ponéroslo: empujáis y lo estiráis hasta que conseguís que se abra lo suficiente como para que la cabeza pase a través de él. De la misma manera, el útero tira del cuello y lo ensancha con cada contracción, hasta que su diámetro se iguala con el de la cabeza del bebé. Sólo entonces podéis empezar a empujar para expulsar al bebé. Se considera que la primera etapa del parto acaba cuando el cuello del útero se ha abierto cinco dedos o diez centímetros.

Es interesante que recordéis estas dos formas de referirse a la dilatación del cuello del útero, porque cuando el médico os examine una vez iniciado el parto y os diga hasta dónde habéis llegado, utilizará estos términos. Dirá, por ejemplo, que os habéis dilatado «tres dedos» o «siete centímetros». Estoy convencida de que la comunicación entre el médico y la parturienta es de la mayor importancia antes y durante el parto. Por tanto, es esencial que conozcáis esta terminología. De esta manera, podréis ser plenamente conscientes de todas las señales en el camino hacia el parto. En la página 59 entraré en más detalles acerca de esta primera etapa.

LA SEGUNDA ETAPA DEL PARTO

La puerta ya está abierta. La segunda etapa del parto corresponde a la expulsión del bebé. El útero actúa como un pistón para expeler al bebé. Los pulmones, el diafragma y los poderosos músculos abdominales ejercerán la fuerza necesaria para que el pistón se mueva. En el dibujo número 5 vemos que el bebé ha rotado apoyándose en la sínfisis del pubis, que actúa de fulcro o pivote. El niño mira hacia la columna vertebral de la madre y tiene la cabeza un poco ladeada. La cabeza baja gradualmente por la vagina o canal del parto hasta que aparece la coronilla en la vulva. En este punto, se habla de coronación de la cabeza del bebé, que luego emerge y, como se ilustra en los dibujos siguientes, rota una vez más (esta vez ya fuera y a menudo con la ayuda del médico) para facilitar la salida de los hombros. Una vez que los hombros están fuera, el resto del cuerpo se desliza sin dificultad. El nacimiento del bebé señala el final de la segunda etapa del parto.

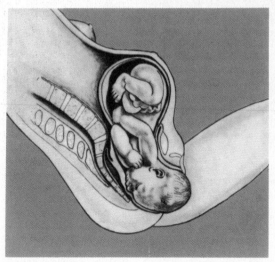

5. Durante la segunda etapa del parto, el niño mira hacia la columna vertebral de la madre y su cabeza, todavía blanda, se adapta para girar sobre el hueso del pubis a medida que es empujado a través del canal del parto.

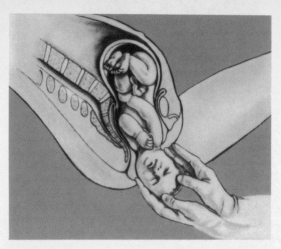

6. La cabeza, al ser expulsada, vuelve a rotar para permitir que emerjan los hombros y los brazos; el resto del cuerpo se desliza fácilmente; una vez completada la expulsión, el niño ha nacido.

Un momento antes de que expulséis la cabeza del bebé, puede que el médico os haga una pequeña incisión, llamada episiotomía, en la entrada de la vagina. Es un procedimiento de cirugía menor que se practica para evitar un posible desgarramiento de los tejidos al producirse la expulsión de la cabeza. En el momento, el médico decidirá si la episiotomía es necesaria. Es una intervención bastante frecuente; y el corte puede hacerse horizontal o vertical, según lo considere conveniente la persona que la lleva a cabo. Una incisión limpia es fácil de reparar y se cura con rapidez, mientras que un desgarrón con los bordes desflecados puede traer complicaciones. La incisión suele hacerse con anestesia local.

En modo alguno debéis pensar que una episiotomía pueda ir en detrimento de la capacidad para utilizar el método Lamaze para el parto. De hecho, sería bueno recordar una vez más que el parto es un trabajo en equipo, un equipo compuesto por vosotras y por vuestra pareja, pero también por vuestro médico. La decisión de realizar una episiotomía es de la entera responsabilidad del médico, aunque os recomiendo que le trasmitáis vuestras ideas y sentimientos respecto a esta intervención. De todos modos, es bueno saber lo que podéis hacer para adquirir control sobre los músculos del suelo de la pelvis, de manera que estéis en disposición de colaborar hasta donde sea posible. Si practicáis el ejercicio Kegel un mínimo de 20 o 30 veces al día, daréis flexibilidad a los músculos del suelo de la pelvis. También es recomendable masajearlo a diario con un ungüento suave.

LA TERCERA ETAPA DEL PARTO

La tercera etapa del parto consiste en la expulsión de la placenta. Una vez que el niño ha nacido, el médico pinza y corta el cordón umbilical, lo cual no es doloroso ni para vosotras ni para el niño. Transcurridos unos minutos, el útero volverá a contraerse y el médico os pedirá que empujéis otra vez para expulsar la placenta y, por lo general, os ayudará ejerciendo cierta presión sobre el abdomen. La expulsión de la placenta suele ser un proceso muy rápido, cuestión de unos pocos minutos.

Aquí acaba nuestra primera lección. Para la siguiente clase, traed pantalones cortos, mallas, bombachos o cualquier otra prenda cómoda para hacer los ejercicios. Volveremos a mirar los dibujos y hablaremos del proceso del parto con más detalle. No os enseñaré ningún ejercicio sin explicaros antes, con la ayuda de las ilustraciones, por qué se utiliza en la fase correspondiente del parto.

LECCIÓN 2

En esta lección, tanto vosotras como vuestras parejas vais a participar más activamente. Hoy vamos a hacer unos ejercicios, que se dividen en dos grupos:

1. Ejercicios de control neuromuscular, a los que también me referiré como ejercicios de concentración-relajación.
2. Estiramientos o ejercicios de flexibilidad.

Durante el parto es primordial no desperdiciar energías. Para actuar eficazmente, nunca debemos gastar más fuerzas de las necesarias. Si conserváis vuestras energías, evitaréis el cansancio innecesario. Si estáis tensas, si os revolvéis o claváis las uñas en el colchón (o en el brazo de vuestro acompañante), malgastaréis energías.

EJERCICIOS DE CONTROL NEUROMUSCULAR

Los ejercicios de control neuromuscular son extremadamente importantes. Recordad que el útero va a realizar un intenso trabajo durante el parto. Esa parte de vuestro cuerpo va a desplegar una tremenda actividad. Vuestra función es dejar que trabaje sin impedimentos, mientras mantenéis el resto del cuerpo conscientemente relajado. Estos ejercicios os ayudarán a ganar control muscular, de manera que seáis capaces de aislar los grupos de músculos y ser conscientes de cuáles trabajan y cuáles están relajados en cada momento.

Son ejercicios para practicar en pareja. Es imposible que uno mismo compruebe que está bien relajado. La función de la pareja es marcar la pauta –en la forma que ahora os explicaré– y ver si estáis tensas o relajadas, de manera que aprendáis a reaccionar instantáneamente a sus señales y ella aprenda a reconocer las tensiones de vuestro cuerpo. Estaréis tan absortas en el parto que mientras intentáis no perder el paso de las contracciones uterinas, podéis no daros cuenta de que habéis tensado las piernas, los brazos o la cara. Sin embargo, vuestra pareja notará la tensión de inmediato, y vosotras estaréis preparadas para cooperar y relajaros en el momento que os haga una señal. Creo que una de las grandes ventajas de esta cooperación es que, después de haber compartido vuestra vida durante algún tiempo, os conocéis muy bien y, por tanto, podéis reconocer las tensiones y dificultades del otro mucho mejor que cualquier médico o enfermera desconocidos. Este conocimiento íntimo puede ser utilizado para trabajar juntos en el parto y corregir las tensiones. A menudo es posible adivinar cómo le ha ido el día al marido cuando llega a casa, antes de que haya pronunciado una sola palabra. Quizás sea la expresión de la cara, o la manera en que lleva los hombros, aunque no estemos seguras de lo que es. Intentadlo con vuestra pareja. Observadla y no tardaréis en descubrir sus puntos débiles o tensos. Eso hará que os sea más fácil reaccionar a las indicaciones del otro.

Este ejercicio requiere una dosis considerable de disciplina por parte de los dos. Tanto las indicaciones de la pareja como vuestras propias reacciones deberán producirse disciplinadamente. Si practicáis este tipo de trabajo en equipo, luego os será más fácil reaccionar a las señales del otro, aun estando bajo tensión.

Sentaos cómodamente, con los hombros, los brazos y los pies bien apoyados. Una almohada debajo de las rodillas os ayudará a relajar las piernas, que debéis mantener un poco separadas para que las rodillas puedan girar suavemente hacia el exterior cuando las relajéis. Es preferible que practiquéis estos ejercicios de relajación sentadas, ya que si os echáis sobre la espalda el peso del bebé puede incomodaros mucho. Sentadas o recostadas sobre un lado es como estaréis más cómodas. Hay mujeres a las que les es imposible acostarse sobre la espalda, ya que el feto presiona sobre la aorta, la arteria principal, y hace que se mareen.

Empezad con una inspiración y una espiración largas y relajantes. A este tipo de respiración relajante la llamo «de limpieza». De ahora en adelante, cuando hable de respiración «de limpieza» sabréis que tenéis que inspirar profundamente y luego soltar el aire con lentitud y relajar todo el cuerpo. Vues-

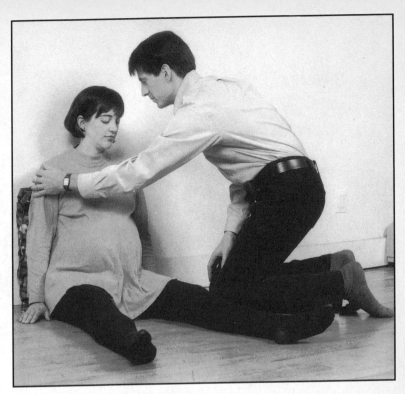

Phil ayuda a Sue a relajarse.

tra pareja comprueba entonces que estéis bien relajadas. Os
levanta el brazo, sosteniéndolo por la muñeca, hasta que nota
todo el peso del brazo y el hombro. Dejad que el brazo se do-
ble por el codo para que todas las articulaciones se relajen.
Cuando la pareja nota todo el peso del brazo, puede intentar
moverlo de lado a lado para comprobar que no encuentra resistencia y está totalmente relajado. Cuando lo suelte, deberá
caer pesadamente. Luego hará lo mismo con el otro brazo.
Para comprobar la relajación de las piernas, deberá colocar las
manos bajo las rodillas y, con suavidad, hacer que se doblen
ligeramente. Si la pierna está tensa, no podrá hacerlo sin encontrar resistencia y os hará una señal para que os relajéis.

Cuando considere que la relajación es satisfactoria, os in-
dicará: «contrae el brazo derecho». Entonces, tensad el hombro, el codo y el puño, y levantad el brazo hasta ponerlo en

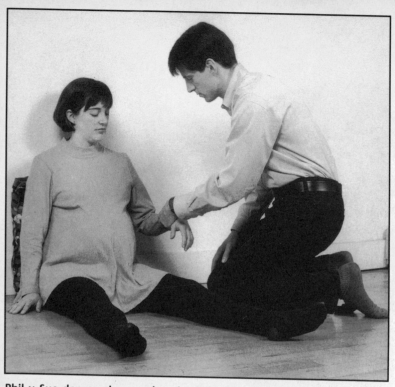

Phil y Sue dan comienzo a los ejercicios de control neuromuscular. Observad la completa relajación del cuello, la cara, los brazos y las piernas.

ángulo recto delante de vosotras. La pareja comprobará la tensión del brazo derecho y luego mirará que la relajación del brazo izquierdo y de las piernas sea completa, mientras vosotras seguís con el brazo derecho levantado. Al oír «relaja el brazo», éste debe caer absolutamente relajado.

Acto seguido, dirá: «contrae el brazo izquierdo». Tensad el hombro, el codo y el puño, levantad el brazo izquierdo y sostenedlo recto delante de vosotras, a la altura del hombro. Vuestro compañero vuelve a comprobar primero la tensión del brazo izquierdo y luego, mientras éste sigue tenso, la relajación del brazo derecho y de las dos piernas. El siguiente mensaje es: «relaja el brazo izquierdo».

Luego dice: «contrae la pierna derecha». Tensad el muslo, mantened la pierna bien recta y flexionad el pie. No hace falta que la levantéis. Mientras mantenéis esta pierna rígida, vuestra pareja primero confirma que esté bien tensa y luego comprueba la relajación de la pierna izquierda y de los dos brazos, así como de los hombros y de la cara. Siguiente mensaje: «relaja la pierna».

A continuación: «contrae el brazo y la pierna derechos». Nuevamente, vuestra pareja verifica la tensión de los músculos del lado derecho y la relajación de los del lado izquierdo. «Relájate.»

«Contrae el brazo y la pierna izquierdos.» Buscad la manera de que todos los músculos de la pierna queden bien rígidos. Flexionad el pie para tensar la pantorrilla. Vuestra pareja comprueba entonces la tensión y la relajación de cada zona. «Relájate.» A continuación: «contrae el brazo derecho y la pierna izquierda». Vuestra pareja lo comprueba y os da la señal: «relájate».

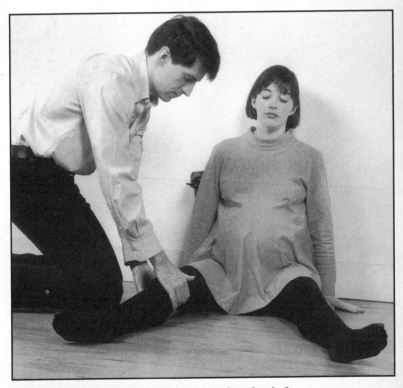

Phil comprueba la relajación de la pierna derecha de Sue.

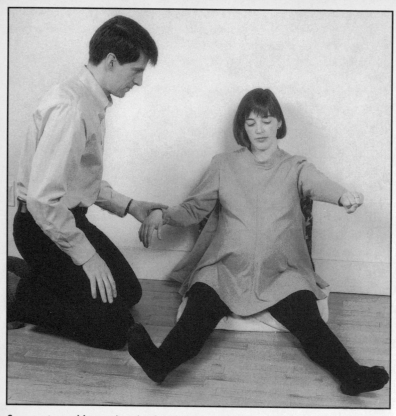

Sue contrae el brazo izquierdo y la pierna derecha, mientras Phil verifica la relajación del brazo derecho y la pierna izquierda.

Siguiente mensaje: «contrae el brazo izquierdo y la pierna derecha». Vuestro compañero lo comprueba y os da la señal de relajaros.

Con estos ejercicios, os daréis cuenta enseguida de lo difícil que resulta hacer trabajar una parte del cuerpo mientras se mantiene el resto relajado. Requiere un tipo especial de atención y una concentración absoluta. Descubriréis que es necesario practicarlos de forma continua y repetida, antes de conseguir aislar los grupos de músculos y responder automáticamente a las indicaciones o mensajes. Debéis realizarlos por lo menos una vez al día. De este modo, pronto habréis desarrollado un lenguaje propio para el trabajo conjunto: ligeras presiones, caricias y otras señales no verbales, que complementan o sustituyen los mensajes orales.

Dejadme recordaros que el objetivo de estos ejercicios es adquirir conciencia de vuestro cuerpo, desarrollar un trabajo conjunto con vuestra pareja y aprender a dosificar las energías que iréis gastando durante el parto. Naturalmente, entonces no tendréis que levantar un brazo ni que tensar las piernas. Estos ejercicios son un entrenamiento que os permite tomar conciencia de vuestro cuerpo y así ser capaces de separar los distintos grupos de músculos, de manera que podáis relajar la parte del cuerpo que no trabaja en ese momento. A su vez, vuestra pareja aprende a reconocer la tensión en cada parte de vuestro cuerpo y a encontrar la forma de ayudaros a corregirla.

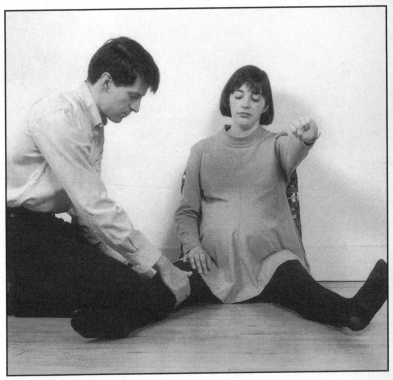

Sue contrae ahora el brazo y la pierna izquierdos, mientras Phil verifica la relajación de la pierna derecha.

La relajación, combinada con la respiración, es el aspecto más importante de la preparación para el parto. Las técnicas de respiración no os serán de ninguna ayuda si no sois capaces de dejar que el cuerpo se relaje y facilite al útero el trabajo de abrir el camino de salida al bebé.

EJERCICIOS DE ESTIRAMIENTO Y FLEXIBILIDAD

Todas tendemos a reducir de forma considerable el ritmo de actividad durante el embarazo, en parte por el peso añadido que cargamos y en parte por el miedo a causar alguna lesión al bebé, al estirarnos, inclinarnos o simplemente movernos de un lado a otro. Nos suelen llover los consejos de personas bienintencionadas que nos recomiendan no hacer esto o aquello. Estoy segura de que alguien os habrá dicho que no levantéis los brazos por encima de la cabeza o que no crucéis las piernas. Si les hiciéramos caso a todos, apenas nos moveríamos.

Llevar una vida normal y moverse tanto como lo hacíais antes no entraña ningún peligro, a no ser que sintáis algún dolor u os canséis en exceso. A este respecto, siempre cito al Dr. Alan Guttmacher. Una vez nos contó que cuando hacía poco que ejercía de obstetra, solía prohibir a sus pacientes jugar a tenis, aunque las dejaba en libertad para practicar cualquier otro deporte. Hablando de esto con un colega, éste dijo: «Es extraño. ¡Yo les prohíbo nadar y les dejo hacer todo lo demás!» Entonces se dieron cuenta de que estaban apartándolas del deporte que a ellos menos les gustaba o en el que eran menos hábiles.

Los estiramientos y ejercicios de flexibilidad están pensados para que os sintáis mejor. Ayudan a fortalecer los músculos de la espalda y del abdomen, de manera que sea más fácil cargar el peso adicional del bebé. También sirven para poder separar más las piernas, cosa que os será útil a la hora de expulsar al bebé, y algunos de los ejercicios además mejoran el tono muscular del suelo de la pelvis. Para estos ejercicios es mejor que no os pongáis ninguna almohada bajo la cabeza ni las rodillas, y tampoco es bueno que los hagáis en la cama. Por muy duro que sea el colchón, siempre será demasiado blando, y necesitáis una superficie de apoyo firme. Hacedlos en el suelo, sobre una alfombra o una manta.

- **Ejercicio 1**. Sentaos en el suelo con las piernas cruzadas (estilo indio), con la espalda relajada y ligeramente arqueada. De ahora en adelante, adoptad esta postura siempre que podáis. Ayuda a fortalecer los músculos del suelo de la pelvis y a dar flexibilidad a los músculos de los muslos. Ya nadie suele sentarse así en esta época en que todas las casas tienen sillas y sofás. Os sugiero que os sentéis así por las noches, mientras leéis, coséis, miráis la televisión o jugáis al ajedrez. Cuando os canséis de estar sentadas así, estirad las piernas un rato, movedlas y volved a la misma posición.

- **Ejercicio 2**. Sentaos en el suelo, con las plantas de los pies juntas, y acercad los pies al cuerpo hasta donde podáis. Apoyad las manos en los muslos y presionad hacia abajo con suavidad. Notaréis un tirón en los músculos del interior de los muslos. Las mujeres que tienen los ligamentos muy largos encuentran este ejercicio muy fácil. Con poco esfuerzo, consiguen que los muslos casi toquen el suelo. Si

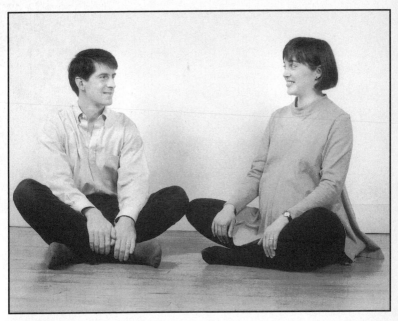

Ejercicio 1.

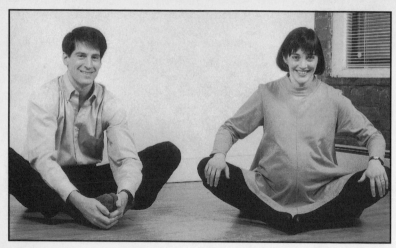

Ejercicio 2.

es tu caso, prueba el siguiente ejercicio: siéntate en el suelo con las piernas bien separadas y las rodillas hacia fuera. Inclina el cuerpo hacia delante y notarás un buen tirón en los muslos.

- **Ejercicio 3.** Separad las piernas para dar flexibilidad a la pelvis y a los muslos.

- **Ejercicio 4.** Estiramiento de la columna. Sentaos con las piernas cruzadas o con las plantas de los pies juntas. Inspirad; espirad, levantando los brazos por encima de la cabeza al tiempo que os miráis las puntas de los dedos y estiráis cada brazo alternativamente al ritmo de la respiración. Repetidlo de tres a cinco veces con cada brazo.

- **Ejercicio 5.** Sentaos bien rectas. Levantad los brazos hasta la altura del hombro mientras inspiráis. Echad hacia atrás el brazo izquierdo y mirad por encima del hombro izquierdo, al tiempo que espiráis. Coged aire y volved el brazo izquierdo a la posición inicial. Soltad el aire, estirad el brazo derecho hacia atrás y mirad por encima del hombro derecho. Inspirad y devolved el brazo derecho a la posición inicial. Repetidlo tres veces con cada brazo y no os olvidéis de respirar.

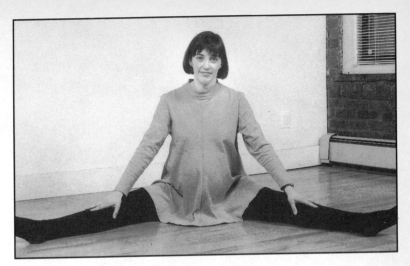

Ejercicio 3.

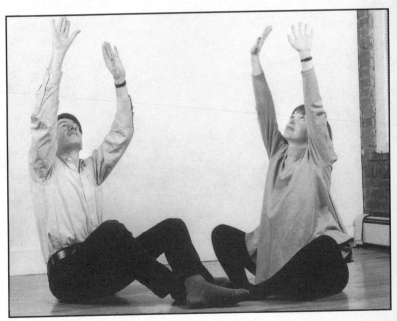

Ejercicio 4.

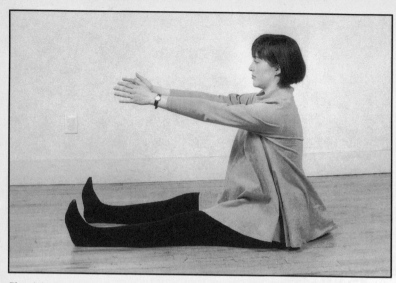

Ejercicio 5.

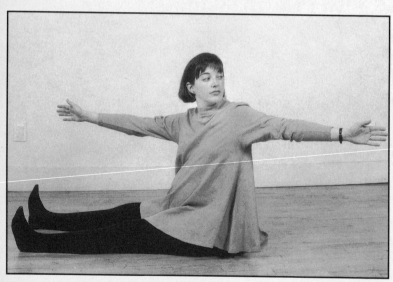

Ejercicio 5.

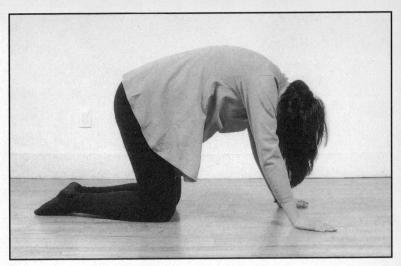

Ejercicio 6.

- **Ejercicio 6**. Espirad, arquead la espalda, bajad la cabeza y tensad las nalgas. Con este ejercicio fortalecéis la zona lumbar y aumentáis la movilidad de la columna. Repetidlo cuatro veces.

- **Ejercicio 7**. Echaos de espaldas con las piernas dobladas, de manera que la separación de los pies y de las rodillas sea

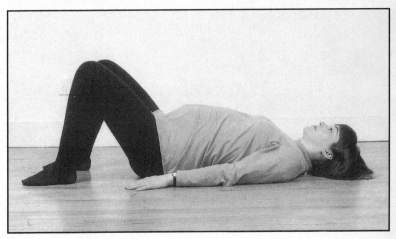

Ejercicio 7.

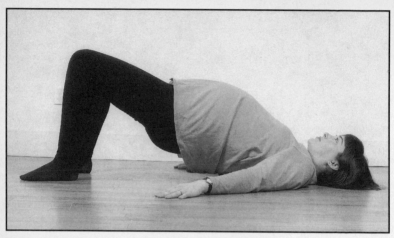

Ejercicio 7.

más o menos igual al ancho de las caderas. Inspirad. Poco a poco, levantad la espalda y las nalgas del suelo. Espirad. Lentamente, haced que la espalda descienda vértebra a vértebra. Repetidlo desde la posición inicial. Inspirad y levantad las nalgas y la espalda. Espirad y dejad que la espalda descienda con suavidad. Repetidlo tres veces.

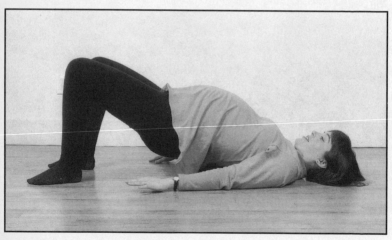

Ejercicio 7.

54

- **Ejercicio 8**. Para levantaros, doblad las rodillas y levantad las piernas del suelo. Suavemente, dejad que las piernas caigan hacia un lado. Apoyaos en el brazo y la rodilla y volved a sentaros. Incorporarse de esta manera evita lesiones en la espalda y en los abdominales.

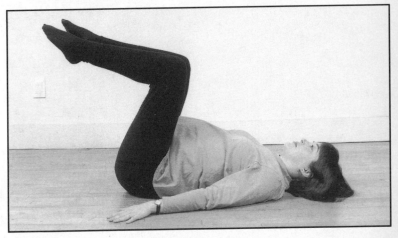

Ejercicio 8.

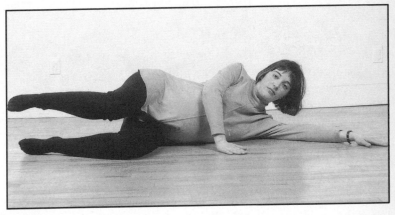

Ejercicio 8.

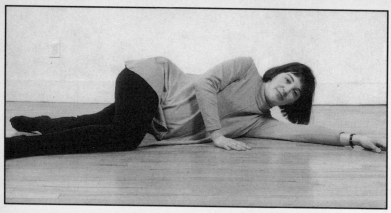

Ejercicio 8.

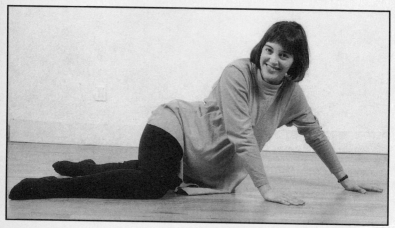

Ejercicio 8.

Practicad estos ejercicios a diario con vuestra pareja; así podrá deciros si los hacéis correctamente y ayudaros a corregirlos en caso contrario. De esta manera, os será más fácil entender el objetivo de estos dos primeros grupos de ejercicios.

En la siguiente lección empezaremos con el tercer grupo de ejercicios, los de respiración.

LECCIÓN 3

Siempre es importante repasar lo que se vio en la última clase. Estas revisiones son un aspecto esencial de la preparación. No se trata de que no confíe en que seguís practicando con diligencia, pero es necesario ver cómo habéis progresado y si ha habido algún malentendido que sea preciso corregir. Así pues, tened paciencia si os invito a hacer los ejercicios una y otra vez. La técnica Lamaze requiere disciplina. Hay que aprender a canalizar correctamente la energía de que disponéis para el parto, y eso es lo que me propongo enseñaros.

Repasemos los ejercicios de control neuromuscular. ¿Recordáis para qué servían? Evidentemente, no vais a tener que tensar un brazo o una pierna durante el parto, pero estos ejercicios os enseñan que el trabajo de una parte del cuerpo no impide la relajación del resto y os ayudan a establecer la forma de trabajar en equipo con vuestra pareja. Sentaos cómodamente, haced una inspiración-espiración de limpieza y relajaos. Dejad que vuestra pareja compruebe que estáis relajadas antes de empezar los ejercicios.

Ésta es la secuencia: «Contrae el brazo derecho. Relájate. Contrae el brazo izquierdo (vuestro compañero debe confirmar la tensión y la relajación en cada paso). Relájate. Contrae el brazo derecho y la pierna derecha. Relájate. Contrae el brazo y la pierna izquierdos. Relájate. Contrae el brazo derecho y la pierna izquierda. Relájate. Contrae el brazo izquierdo y la pierna derecha. Relájate.» Repetid todo el ejercicio una vez más.

Espero que hayáis notado los progresos conseguidos en una semana. Ahora os debería ser mucho más fácil aislar los grupos de músculos y responder a las indicaciones de vuestra pareja. Algunas mujeres aprenden más rápido que otras, pero en un período de tiempo relativamente corto todas consiguen realizar de forma correcta este difícil ejercicio de control corporal. Esta forma de control muscular también puede seros útil cuando no estéis embarazadas. En los viajes en avión largos, yo utilizo esta técnica para descubrir las tensiones de mi cuerpo y relajarlo conscientemente, de manera que reduzco en gran medida el cansancio que se deriva del agarrotamiento.

Ahora repasemos los estiramientos y ejercicios de flexibilidad. Podéis practicar estos ejercicios sin la ayuda de nadie, pero eso no quita que vuestra pareja pueda pasar un buen rato haciéndolos junto con vosotras. Suele ser más divertido hacer gimnasia en compañía. Sentaos en el suelo con las piernas cruzadas; a continuación juntad las plantas de los pies, apoyad las manos en los muslos y presionad suavemente hacia abajo.

Estirad las piernas para dar flexibilidad a la pelvis y los muslos.

Sentaos bien rectas, levantad los brazos a la altura de los hombros e inspirad. Echad el brazo izquierdo hacia atrás y girad la cabeza para mirar sobre el hombro izquierdo, al tiempo que espiráis. Inspirad mientras el brazo izquierdo vuelve a la posición inicial. Espirad, echad hacia atrás el brazo derecho y mirad por encima del hombro derecho. Inspirad y volved a la posición inicial. Repetidlo tres veces con cada brazo y no os olvidéis de respirar.

Espirad, arquead la espalda, bajad la cabeza y tensad las nalgas. Con este ejercicio fortalecéis la zona lumbar y proporcionáis movilidad a la columna. Repetidlo cuatro veces.

Echaos de espaldas, doblad las rodillas y apoyad firmemente los pies en el suelo con los tobillos cerca de las nalgas. Inspirad y levantad poco a poco la espalda, dirigiendo las caderas hacia el techo. Luego espirad lentamente, a medida que hacéis descender la espalda vértebra a vértebra hasta que descanse en el suelo.

Y ahora el último ejercicio: el estiramiento de la columna. Sentaos con las piernas cruzadas, doblad los brazos hasta tocaros los hombros y luego estiradlos lo más alto que podáis. Miraos las puntas de los dedos y estirad los brazos un poco más, un poco más y todavía un poco más. Relajaos y respirad profundamente. Es muy agradable ver que todavía somos capaces de estirarnos; podéis estar seguras de que no os hace ningún daño, y a vuestro bebé tampoco.

Si vais al gimnasio o a clases de baile, seguro que conocéis otros ejercicios que pueden ser adecuados, pero tened en cuenta que nunca debéis levantar y bajar las dos piernas a la vez cuando estáis echadas de espaldas.

LAS TRES FASES DE LA PRIMERA ETAPA DEL PARTO

Quiero que volváis a mirar las ilustraciones que representan la primera etapa del parto. Recordad que en esta primera etapa se produce el borrado del cuello del útero, que se adelgaza y acorta, y su dilatación hasta alcanzar un diámetro de cinco dedos o diez centímetros.

Esta primera etapa del parto se divide en tres partes o fases.

- La *primera parte* es la fase latente o preliminar, durante la cual se produce el borrado total del cuello del útero y la dilatación hasta un dedo y medio o tres centímetros.

- La *segunda parte* comprende la dilatación del cuello del útero, desde un dedo y medio o tres centímetros hasta cuatro dedos u ocho centímetros. Es la denominada fase acelerada o activa del parto.

- La *tercera parte* corresponde a la dilatación del cuello del útero, desde cuatro dedos u ocho centímetros hasta el diámetro máximo, que es de cinco dedos o diez centímetros. Es la llamada fase de transición.

El carácter de las contracciones uterinas cambia en las tres fases de la primera etapa del parto. El útero, como cualquier otro músculo del cuerpo, se contrae y se relaja. Ésa es la manera en que trabajan los músculos de forma natural. Estirad el brazo y luego dobladlo poco a poco. Al hacerlo, habéis utilizado un músculo, es decir, habéis contraído el bíceps. Cuando volvéis a estirar el brazo, relajáis el bíceps. Suponed que tuvierais que dibujar un diagrama de una contracción muscular: probablemente sería una curva que tendría forma de onda u ola.

Observad los diagramas de la página 61. Ilustran las diferentes ondas que podrían representar las contracciones de las tres fases de la primera etapa del parto. Suelo compararlas con las olas del mar. Hay muchas personas, y quizás vosotras os contéis entre ellas, que disfrutan jugando con las olas; son capaces de ir a su encuentro con confianza, dejarse llevar por ellas o atravesarlas. También hay personas, como yo, que nunca saben cómo habérselas con ellas. No sé si tengo que cogerlas de frente o de espaldas. Y antes de que consiga decidirlo, la ola ya ha chocado conmigo y me ha derribado. Me araño las rodillas, trago agua por la boca y por la nariz, y salgo exhausta y diciéndome que no volveré a intentarlo hasta el próximo verano.

La diferencia entre la mujer que se ha preparado para el parto y la que va al hospital sin ninguna preparación es similar a la que media entre la persona que ha aprendido a jugar con las olas en la playa y la que sigue tragando agua.

Hace algunos años, un amigo me enseñó lo que tenía que hacer cuando viera venir una ola y, aunque sigo sin ser una experta, ahora sé cómo coger las olas, si no todas, la mayoría, y eso me hace sentir orgullosa. Aunque alguna me dé un revolcón, confío en que me irá mejor con la siguiente. Lo mismo ocurre durante el parto: es fácil que alguna os coja desprevenidas, de vez en cuando tropezaréis, pero saldréis airosas de la mayoría y podréis decir lo mismo que una de mis alumnas: «A medida que el parto progresaba, cada vez era más y más fácil, porque tenía más práctica.» Otra de mis alumnas me dijo: «Poder participar en el nacimiento de mi hijo, saber qué hacer y ser capaz de dar a luz activamente ha sido la mayor satisfacción que haya tenido nunca.»

En la fase preliminar o latente, las ondas son de poca altura y contornos suaves. Cada onda dura de 30 a 45 segundos y los intervalos de descanso varían entre 5 y 20 minutos. Esta primera fase del parto, en la que las contracciones son moderadas, tiene una duración bastante larga. En un estudio llevado a cabo con un gran número de mujeres, la duración media fue de entre 8 y 9 horas. Muchas de estas horas probablemente las pasaréis en casa y ni siquiera os será necesario emplear ningún tipo de control respiratorio.

Si fuerais una de esas poquísimas mujeres que tienen partos en extremo fáciles y rápidos, no os servirían de nada muchos de los aspectos que se tienen en cuenta para la preparación. Sin embargo, prefiero que os preparéis para lo más común, que es tener un parto normalmente prolongado. Si el parto fuera más rápido de lo que os imaginabais, eso no supondría ningún problema. En el segundo o tercer parto, las tres fases de la primera etapa suelen durar más o menos la mi-

LAS TRES FASES DE LA PRIMERA ETAPA DEL PARTO

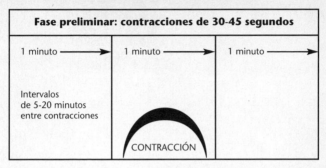

Fase preliminar: contracciones de 30-45 segundos

1 minuto ⟶   1 minuto ⟶   1 minuto ⟶

Intervalos de 5-20 minutos entre contracciones

CONTRACCIÓN

1. Durante la primera fase, las contracciones se suceden en forma de ondas suaves que llegan a intervalos irregulares.

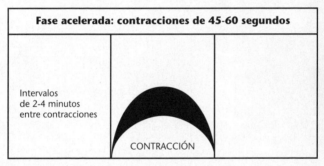

Fase acelerada: contracciones de 45-60 segundos

Intervalos de 2-4 minutos entre contracciones

CONTRACCIÓN

2. La fase acelerada es el período más largo y más activo del parto. Las ondas son cada vez más altas y de mayor duración.

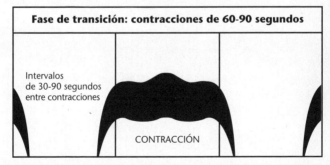

Fase de transición: contracciones de 60-90 segundos

Intervalos de 30-90 segundos entre contracciones

CONTRACCIÓN

3. Esta fase es la más intensa y breve de la primera etapa del parto. Las ondas son irregulares y agudas.

tad que en el primero. Las contracciones se sienten igual, pero todo el parto se acelera.

Durante la segunda parte, o fase acelerada, las ondas de las contracciones uterinas son más altas y los intervalos entre éstas se acortan de forma considerable. La duración de cada onda es de entre 45 y 60 segundos y los períodos intermedios de descanso son más cortos, normalmente de entre dos y cuatro minutos.

El mismo estudio que citamos anteriormente concluye que la duración media de la fase acelerada, en la que el diámetro del cuello del útero pasa de tres a ocho centímetros, o de un dedo y medio a cuatro, es de tres a cuatro horas.

La transición es la tercera fase de la primera etapa del parto. Las contracciones, que en el diagrama representamos con ondas, se hacen más largas, fuertes e irregulares. Pueden tener varios picos y alcanzan su intensidad máxima con gran rapidez. Duran hasta un minuto y medio y los intervalos entre contracciones son más cortos que las mismas contracciones. El período de descanso puede ser de entre 30 y 90 segundos tan sólo. Es fácil que no hayáis acabado aún de felicitaros por haber aguantado bien una de estas contracciones cuando ya notéis que empieza la siguiente. Como ya podéis imaginar, ésta es la parte más difícil del parto. El único consuelo es que esta fase es la más corta de las tres en que se subdivide la primera etapa del parto y no suele durar más de media hora o una hora. No quiero quitar hierro a la severidad de las contracciones de transición. Debéis estar preparadas y saber que son el acelerón final de los músculos uterinos. Este período requiere más esfuerzo y concentración que cualquiera de los que hayáis experimentado antes, pero la preparación que estáis recibiendo pone a vuestra disposición las herramientas que necesitáis para enfrentaros a él y os enseña cómo utilizarlas. Una de mis alumnas, hablando un día de su parto, me dijo: ¡Nos hablabas de olas en el parto, pero aquello era un huracán!

Si he dado la duración aproximada de estas fases del parto es para que os hagáis una idea de lo que podéis encontraros. Sin embargo, es preciso insistir en que no son más que estadísticas, que engloban múltiples variantes, todas dentro de la norma; no debéis olvidar que es muy improbable que vuestro parto se adapte a alguna descripción de libro. Pero no dejéis que eso os preocupe. Una de las grandes ventajas del método

Lamaze es que os proporciona técnicas que podéis utilizar según las características particulares de vuestro parto. No hay dos partos iguales. Incluso los distintos partos de una misma mujer difieren entre sí y tienen su propio carácter.

LA PRIMERA TÉCNICA DE RESPIRACIÓN
PARA LA PRIMERA ETAPA DEL PARTO

Voy a enseñaros tres técnicas de respiración diferentes para utilizar durante la primera etapa del parto. A medida que paséis de la fase preliminar a la acelerada y a la de transición, adaptaréis la respiración a las distintas contracciones uterinas. Suelo decir que es como cuando conduces un coche y cambias de marcha, de primera a segunda, y luego a tercera. Nunca se os ocurriría seguir en primera cuando queréis acelerar. De la misma manera, tendréis que «cambiar de marcha» según vaya progresando el parto para no perder el control de las contracciones uterinas.

Y ahora vayamos con la primera técnica de respiración, que será la que utilicéis en el inicio del parto, pero no mientras podáis andar, hablar o reír durante la contracción. Es fácil que os haga tanta ilusión notar que ya empieza el parto que queráis utilizar enseguida las técnicas de respiración, pero no lo hagáis, porque no tardaríais en aburriros. Pensad que esta primera fase puede durar muchas horas. Lo mejor que podéis hacer es iros a dar un paseo con vuestra pareja, ver una película o seguir con las actividades domésticas habituales. Todas nos entusiasmamos de tal manera al notar que empieza el parto que sólo pensamos en correr al hospital, con la esperanza de que el niño venga antes si estamos allí. Pero la verdad es que la espera se os puede hacer interminable si llegáis al hospital demasiado pronto. En la sala de parturientas hay pocas cosas con las que distraerse y podéis llegar a desmoralizaros. En casa, estaréis más relajadas, ya que tenéis la seguridad de estar preparadas y sabéis cómo enfrentaros a la prolongada fase latente. Como es natural, vuestro médico os dará instrucciones exactas por lo que se refiere al momento en que desea que le llaméis, pero mi consejo siempre es que no hay que precipitarse.

Nuestro objetivo durante el parto es crear un potente foco de concentración mediante una actividad disciplinada. La res-

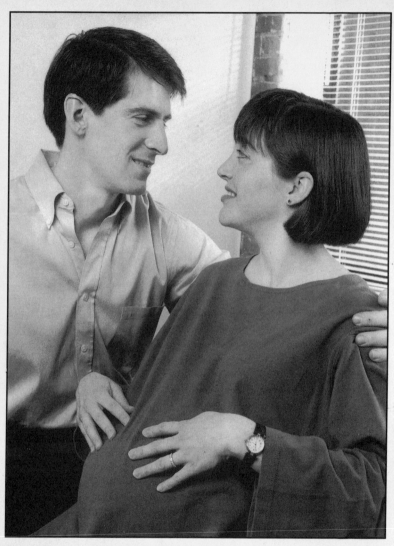

Para empezar las prácticas de respiración, fijad la mirada en un objeto, coged aire por la nariz, soltadlo por la boca y daos un masaje en el vientre.

piración que vamos a utilizar ha de ser controlada y diferente de la respiración automática normal. Quiero que respiréis con el pecho. Antes de intentarlo, poneos las palmas de las manos debajo de los pechos, de manera que se toquen las puntas de

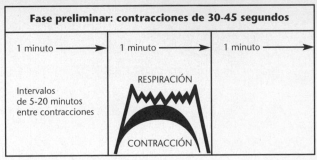

1. Empezad con una respiración de limpieza, seguid con 6-9 inspiraciones-espiraciones de pecho y acabad con otra respiración de limpieza.

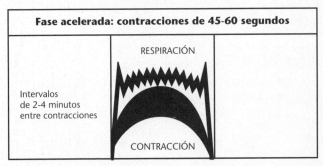

2. Haced una respiración de limpieza, acelerad el ritmo respiratorio a medida que la onda gana altura, disminuidlo según decrece y acabad con otra respiración de limpieza.

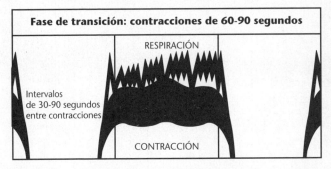

3. Haced una respiración de limpieza, continuad con series de 4-6 respiraciones rápidas seguidas de un breve soplido y terminad con una respiración de limpieza.

los dos dedos corazón. Al respirar con el pecho, notaréis que los dedos se separan un poco cuando cogéis aire y se vuelven a juntar cuando lo expulsáis. Mantened el vientre relajado mientras respiráis de esta manera. Para que la respiración de pecho sea más consciente, quiero que inspiréis por la nariz y espiréis por la boca, con los labios puestos casi como si quisierais silbar. Respirad entre seis y nueve veces por minuto y contadlas mientras practicáis.

Dad la bienvenida a cada contracción con una profunda inspiración-espiración de limpieza, que os proporcionará un buen intercambio de oxígeno y bióxido de carbono en el inicio de la contracción y os relajará. La relajación es un factor esencial, ya que la reacción más común ante una contracción uterina es la de intentar bloquearla tensando todo el cuerpo. La inspiración-espiración de limpieza al inicio de cada contracción hace que os enfrentéis a ella relajadas.

Ahora inspirad por la nariz y espirad a través de los labios, haciendo un poco de ruido con el aire para mantener un buen ritmo. Contad las inspiraciones y espiraciones, terminad la contracción con otra inspiración-espiración de limpieza y sonreíd. La respiración relajante y la sonrisa final tienen también una gran importancia. Os ayudan a deteneros al final de cada contracción, tanto física como emocionalmente. La sonrisa os ayudará a relajaros; como bien sabéis, una persona tensa no suele sonreír. Cuando los músculos de la cara se relajan, es más fácil que el resto del cuerpo lo haga también.

QUÉ HACER CON LAS MANOS

A veces no es fácil saber lo que hay que hacer con las manos durante el parto. No es buena idea agarrarse con desespero a los bordes de la cama, ni clavar las uñas en el brazo de vuestro acompañante. Para evitar la tensión, haced lo que parece más natural: aliviar el propio dolor, dándoos un suave masaje en el vientre al ritmo de la respiración. La mejor manera de hacerlo es la siguiente: arquead las manos y ponedlas bajo el vientre; masajeadlo con las yemas de los dedos describiendo círculos, subiendo por la parte exterior cuando inspiráis y completando el círculo al espirar. Este masaje, que los profesionales llaman «effleurage», os proporciona otro foco de atención, además de bienestar. Un masaje ligero ayuda a reducir la tensión del abdomen durante las contracciones. El efecto es el mismo que conseguís cuando os duele una parte del cuerpo y os la frotáis. También os podéis masajear con una sola mano, aplicando con suavidad toda la palma, o pedir a vuestra pareja que lo haga por vosotras. Puede sentarse a vuestro lado y acariciaros lentamente el abdomen con la palma de la mano.

Si el médico desea utilizar un monitor fetal, os colocarán dos cinturones alrededor del vientre, uno para medir el ritmo cardíaco del feto y el otro para medir las contracciones uterinas. En tal caso, no podréis mover las manos describiendo un círculo sobre el abdomen. De todos modos, si probáis a daros un ligero masaje justo en la parte más baja del abdomen, veréis que también os proporciona bastante alivio. Podría ocurrir que durante el parto tuvierais el abdomen tan sensible que no soportarais el contacto de vuestra mano ni la de vuestra pareja. Si fuera así, pedid a vuestro acompañante que os dé un suave masaje circular en la espalda, para lo cual juntará los dedos, arqueará la mano y os acariciará suavemente.

HIPERVENTILACIÓN

Al practicar los ejercicios de respiración controlada, puede ser que a veces os sintáis un poco mareadas. Estos mareos se deben a la hiperventilación, es decir, lo que ocurre cuando se rompe el equilibrio entre el oxígeno absorbido y el bióxido de carbono expulsado. Si la sesión de prácticas se prolonga, es posible que sintáis un cosquilleo o entumecimiento en las manos y los pies, o alrededor de los labios. Sin embargo, durante el parto casi nunca se produce una hiperventilación, ya que el útero necesita grandes cantidades de oxígeno para contraerse. De todos modos, si llegara a ocurrir, hay dos formas muy sencillas de remediarlo: juntad las manos como si fuerais a coger agua, sostenedlas frente a la nariz y la boca, y respirad en el interior, o retened el aire durante unos segundos cuando pase la contracción. De esta manera pronto acumularéis suficiente bióxido de carbono y el mareo desaparecerá enseguida. No obstante, es más probable que sufráis hiperventilación durante las fases acelerada y de transición.

Si veis que hiperventiláis en el hospital y no queréis aguantar la respiración, utilizad una bolsita de papel para respirar en su interior. Es más efectivo que respirar en la cavidad de las manos. La bolsita de papel os la tendréis que llevar de casa, junto con algunas otras cosas que os pueden ser útiles. Una de ellas es un bote pequeño de polvos talco, puesto que, durante el parto, os daréis masajes con cada contracción, de manera que los dedos os quedarán sudados y pegajosos, y el masaje prolongado podría irritaros el abdomen. Poniéndoos polvos de talco en el vientre o en las manos evitaréis el exceso de fricción. Pedid a vuestra pareja que lo espolvoree cada vez que lo necesitéis. También podéis utilizar una loción suave. Más adelante, incluiremos otras cosas en esta bolsa para el parto.

Mantened los ojos abiertos mientras dure la contracción y cuando practiquéis la técnica de respiración, pero fijad la mirada en un punto de la habitación. Eso os ayudará a concentraros. Se trata de conseguir que nada de lo que ocurra fuera de vuestro campo de visión consiga captar vuestra atención. Es muy importante que mantengáis esta disciplina en las sesiones de prácticas, porque durante el parto no podréis perder un ápice de concentración. Otra manera todavía mejor de conseguirlo es mirar a los ojos de vuestra pareja, ya que así le será más fácil trabajar y ayudaros a corregir la respiración cuando sea oportuno. Es fácil que mientras practicáis el contacto visual con vuestra pareja más de una vez os echéis a reír pero, si he de deciros la verdad, nunca he visto a nadie reírse en el momento del parto, aunque no niego que pueda ser una forma espléndida de tener un hijo.

LA POSTURA CORPORAL DURANTE EL PRINCIPIO DEL PARTO

No hay razón por la que debáis acostaros durante el parto. Todas asumimos que en el momento en que entramos en el hospital tenemos que tendernos en la cama y comportarnos como enfermas. Quiero insistir en que tener un hijo es un proceso sano y que si acudimos a un hospital es porque es más seguro, pero de ninguna manera puede pensarse que padecemos enfermedad alguna. Ya sé que no es fácil superar la idea de que los hospitales son un lugar donde se va a sufrir.

Es bueno recordar que hace 50 años, cuando la mayoría de las mujeres tenía sus hijos en casa, nadie habría considerado que una parturienta era «una paciente». No era más que «una mujer de parto» o «una mujer que daba a luz». Hasta que no se recomendó a las mujeres que fueran a parir a los hospitales, nunca se pensó en la parturienta como en «una paciente», una palabra que inevitablemente nos hace pensar en la enfermedad y el sufrimiento.

En realidad, con la introducción de la episiotomía (una pequeña incisión quirúrgica en el área comprendida entre la vagina y el ano, practicada para facilitar la salida del bebé sin que se produzcan desgarros), el parto se ha convertido en una intervención quirúrgica menor.

En la sala de dilatación os pedirán que os desnudéis y os pongáis un camisón de hospital, que suele ser bastante feo. Ya sé que preferiríais llevar aquel tan bonito que os habéis comprado, pero recordad que el que os han dado es más funcional, tiene su razón de ser y os será más cómodo que el vuestro durante el parto. De todos modos, si creéis que os habéis de sentir mejor con el vuestro, no dudéis en hacérselo saber al médico o a la comadrona.

La enfermera os pedirá que os acostéis en una cama (en la que no suele haber más que una almohada) bastante más alta de lo normal, para comodidad de los médicos y enfermeras. Son camas estrechas, con barras a los dos lados, que podéis utilizar para apoyaros. No olvidéis que todas las camas de hospital pueden levantarse por uno y otro lado. Pedid a la enfermera que la levante y la deje en el ángulo que os sea más cómodo. En general, es más fácil respirar con la espalda erguida y la cabeza alta, o incluso sentadas, y nada os impide probar distintas posturas hasta encontrar la más adecuada. Si queréis echaros de lado, es recomendable hacerlo sobre el costado izquierdo, ya que la aorta y la cava, la arteria y la vena principales, están situadas un poco hacia la derecha y de este modo no las comprimiréis, lo que reduciría el oxígeno que llega al feto. Sentaos con las piernas cruzadas o reclinaos de la manera que estéis más cómodas. Sólo necesitáis acostaros cuando os examinen, o en caso de que el médico os diga que ésa es la posición en la que prefiere que estéis. Puede ser oportuno que os llevéis de casa un par de almohadas para estar más cómodas, aunque será mejor que les pongáis fundas de colores si no queréis que vayan a parar a la bolsa de la ropa sucia del hospital.

LA FUNCIÓN DE LA PAREJA EN LAS SESIONES DE PRÁCTICAS

Cuando practiquéis la primera técnica de respiración, en casa, las indicaciones de vuestra pareja deben ser claras y precisas. Para marcar el ritmo, necesitará un reloj con segundero. Practicad el tipo de respiración que os he explicado, durante un minuto; de vez en cuando reducid el intervalo a 40 segundos para imitar la duración real de las contracciones. Es muy importante que vuestra pareja os transmita las señales con la misma precisión con la que vosotras deberéis actuar. Por ejemplo, debe deciros «empieza la contracción» y luego «acaba la contracción», y no sólo «ya» y «basta». La importancia de ello se debe a que os estáis entrenando para reaccionar ante la contracción uterina con una respuesta respiratoria en lugar de intentar bloquearla. Para conseguirlo, vamos a utilizar lo que se conoce como «condicionamiento secundario», es decir, un mecanismo que provoca la reacción adecuada ante la señal correcta.

Es asimismo conveniente que la pareja marque el paso del tiempo mientras practicáis la respiración. Debe decir: «empieza la contracción» y luego «15 segundos..., 30 segundos..., 45 segundos..., acaba la contracción». Os resultará muy útil y hará que la contracción parezca más breve. Cuando la pareja anuncia que han pasado 30 segundos, sabéis que habéis llegado a la mitad y cuando dice «45 segundos», pensáis: «se va, se va, se va, se ha ido». Muchas parejas que se han acostumbrado a hacerlo así en las sesiones de prácticas, lo aplican luego durante el parto. En ese caso, la señal de que empieza la daréis vosotras haciendo una inspiración-espiración de limpieza, que le informará de que ha empezado otra contracción. A partir de ese momento, mirará el reloj e irá anunciando cada intervalo de quince segundos. Intentadlo y decidid si os convence.

Practiquemos ahora la primera técnica de respiración.

Adoptad cualquier postura que os sea cómoda. Empieza la contracción. Haced una profunda inspiración y espiración de limpieza que os ayude a relajaros. Coged aire por la nariz y expulsadlo lentamente a través de los labios. Contad las inspiraciones y espiraciones, fijad la mirada en un punto de la habitación o, aún mejor, mirad a los ojos de vuestra pareja, y masajearos suavemente el vientre con las yemas de los de-

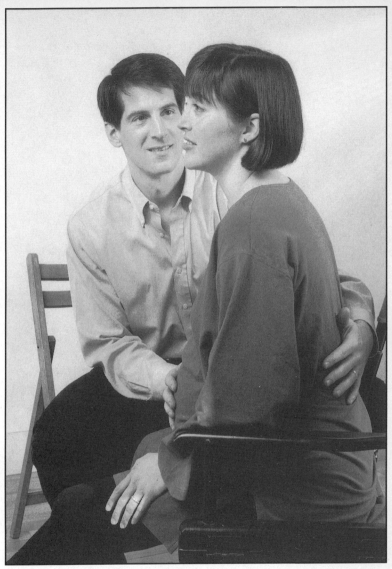

Es importante y útil que tu pareja te ayude a perfeccionar la técnica de respiración durante las sesiones de prácticas.

dos, hacia arriba y hacia fuera mientras inspiráis, y hacia abajo al espirar. Si lo preferís, dejad que sea vuestra pareja quien os dé un masaje en el vientre o en la espalda. Terminad con una inspiración-espiración de limpieza y una sonrisa. Aseguraos de que el resto del cuerpo permanece bien relajado mientras practicáis.

Cuando os entrenéis a solas, daos las señales vosotras mismas –empieza la contracción, acaba la contracción– y mirad un reloj con segundero para ser conscientes del paso del tiempo. Visualizad los dibujos y diagramas que representan las contracciones, de manera que seáis mentalmente conscientes del trabajo que vuestro cuerpo lleva a cabo. Imaginar la onda de la contracción y pensar en cómo vais a elevaros sobre ella mediante esta técnica de respiración resulta de gran ayuda. Las contracciones de Braxton Hicks* son una buena oportunidad para practicar este tipo de respiración y hacerse una idea de cómo será luego en el parto.

*Las contracciones de Braxton Hicks son verdaderas contracciones uterinas, que empiezan a notarse a medida que se acerca el final del embarazo. No suelen ser dolorosas pero advertiréis claramente un tirón en el abdomen. Cuando se acerca el parto, empiezan a borrar el cuello del útero e incluso a dilatarlo un poco.

LECCIÓN 4

Empezaremos repasando lo que vimos en las lecciones anteriores. Espero que sigáis practicando los ejercicios de control neuromuscular a fin de conseguir un mayor dominio del cuerpo y mejorar la coordinación con vuestra pareja. Estoy segura de que ahora ya no encontráis tan cansados los estiramientos ni los ejercicios de flexibilidad. Es más, probablemente os sentís mejor después de hacerlos y notáis que se han fortalecido los músculos que más carga soportan durante el embarazo.

Y ahora volvamos a la primera técnica de respiración. ¿Creéis que podríais explicarla a una amiga que nunca hubiera oído hablar de ella? Tendríais que empezar diciéndole que dividimos la primera etapa del parto en tres fases: 1) la fase preliminar o latente, en la que se produce el borrado y el inicio de la dilatación del cuello del útero; 2) la fase acelerada, en la que el cuello del útero se dilata y su diámetro pasa de tres a ocho centímetros, o de un dedo y medio a cuatro dedos; y, finalmente, 3) la transición, en la que el diámetro del cuello del útero se dilata desde ocho hasta diez centímetros, o de cuatro a cinco dedos. El carácter de las contracciones uterinas, representadas por ondas, cambia a medida que progresa el parto. Según sea la intensidad de las sensaciones elegiréis la técnica de respiración que mejor sincronice con ellas.

A continuación, le explicaréis a vuestra amiga en qué consiste la técnica de respiración. Empezamos la contracción con una inspiración-espiración profunda, que nos limpia y relaja. Luego situamos conscientemente la respiración en el pecho, inspirando por la nariz y espirando por la boca. Acabamos, cuando cede la contracción, con otra profunda y relajante inspiración-espiración de limpieza y sonreímos. Todo esto lo hacemos en la postura que nos sea más cómoda y con la vista fija en un punto de la habitación o mirando a los ojos de nuestra pareja. Al mismo tiempo, nos damos un masaje muy suave en el vientre, describiendo círculos con las yemas de los dedos al ritmo de la respiración, o pedimos a nuestra pareja que nos masajee el abdomen suavemente.

Ahora practiquemos de nuevo este tipo de respiración. Yo os daré la pauta. Empieza la contracción. Inspirad y espirad profundamente. Ahora respirad consciente y cómodamente con el pecho, coged aire por la nariz y expulsadlo por la boca, 15 segundos, 30 segundos, 45 segundos..., la contracción termina. Acabad con una profunda inspiración-espiración de limpieza y sonreíd. ¿Habéis respirado entre seis y nueve veces durante la contracción simulada?

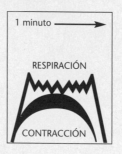

¿DÓNDE SE NOTAN LAS CONTRACCIONES?

No sé si os habéis preguntado alguna vez en qué parte del abdomen se notan las contracciones. ¿Las sensaciones son más intensas en la parte alta, abajo, o quizás detrás, en la espalda? La mayoría de las mujeres notan las contracciones en la parte inferior, justo encima del pubis pero más adentro, y tienen la sensación de que irradian hacia los riñones. Otras, en cambio, sienten que la contracción empieza en la parte baja de la espalda y que progresa hacia la zona inferior del abdomen e invade incluso los muslos. Si notarais el dolor de las contracciones en las piernas, masajeároslas. No insistáis en frotaros el vientre cuando el dolor más intenso esté localizado en los muslos.

Recordad que os doy herramientas con las que trabajar, pero os corresponde a vosotras, según sea el parto, decidir cómo y cuándo utilizarlas. El método requiere una gran adap-

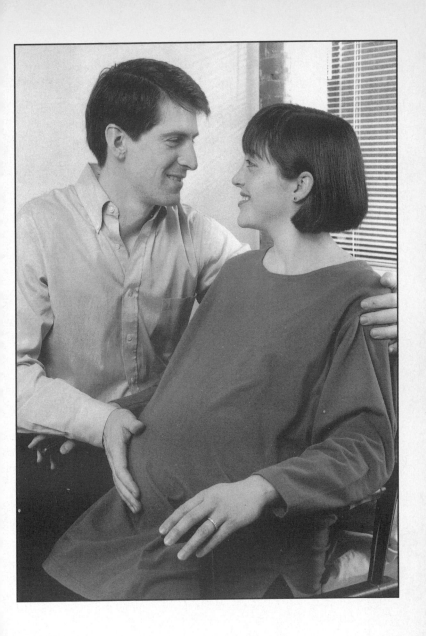

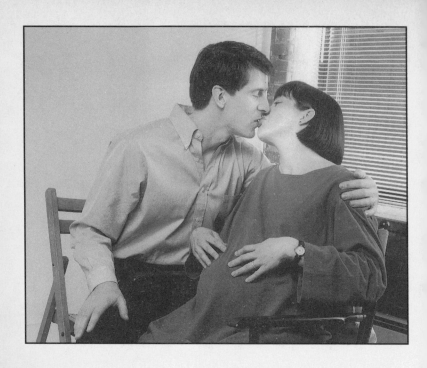

tabilidad por vuestra parte, pues no tendría sentido que reaccionarais según las pautas del libro o lo que yo os haya contado, en lugar de escuchar a vuestro cuerpo y seguir su ritmo.

Recuerdo que una mañana temprano me despertó el teléfono. Una voz muy nerviosa decía: «¡Sra. Bing, Sra. Bing, estamos en el hospital y Charlotte siente las contracciones en las piernas! ¿Qué hacemos?» Con algo de esfuerzo, conseguí abrir los ojos y decir medio dormida: «Dale un masaje en las piernas». «Claro», dijo la voz al otro lado de la línea, y luego oí un clic y supe que ya corría escaleras arriba a masajearle las piernas a Charlotte. Aproximadamente el 25 % de las mujeres padece fuertes dolores de espalda durante el parto. No quisiera que olvidarais que también os puede suceder. Estoy segura de que, llegado el caso, a muchas os sorprendería sentir más dolor en la espalda que en el vientre, ya que solemos imaginar que el útero se sitúa en la parte anterior del abdomen, y naturalmente creemos que el bebé también está ahí delante, por lo que siempre pensamos que sentiremos los dolores allí donde imaginamos que están el útero y el niño.

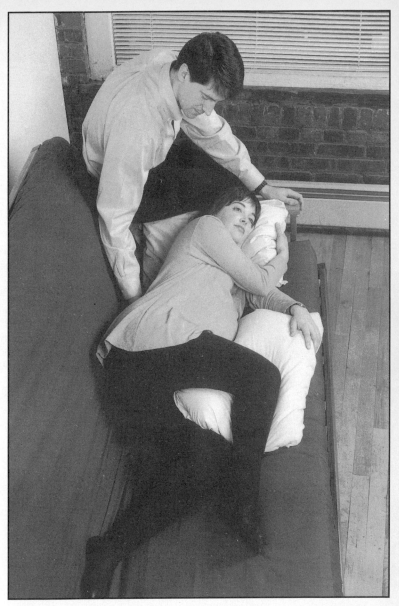

Una forma de aliviar el dolor de espalda es echarse de lado mientras la pareja presiona sobre la zona lumbar.

Los dolores de espalda pueden ser provocados por distintas causas, pero lo más habitual es que se deban a que el feto se ha colocado en posición posterior, es decir, mirando hacia el abdomen de la madre y con la parte posterior de la cabeza presionando contra el sacro.

MANERAS DE ALIVIAR EL DOLOR DE ESPALDA

¿Qué podéis hacer en el caso de que el bebé se presente en posición posterior? La técnica de respiración debe ser la misma, sin importar dónde se localicen las contracciones, en el abdomen o en la espalda, pero hay varias formas de aliviar el malestar causado por el dolor de espalda en el parto:

1. Aplicar una presión firme.

2. Cambiar de postura.

3. Aplicar calor o frío.

1. En lugar de aplicar el masaje en el abdomen, podéis dároslo en la espalda, o bien ejercer presión sobre ella. La posición posterior del feto suele crear dos puntos de dolor en la parte inferior de la espalda, cerca del sacro.

El masaje en la espalda es correcto, pero no os ayudará mucho a relajaros. En esos momentos, la ayuda de la pareja será inestimable. Puede daros un masaje en la espalda o aplicar presión sobre los puntos de dolor durante la contracción. No hay peligro de que pueda haceros ningún daño por mucha presión que ejerza sobre la espalda. El útero está muy distante del área donde presiona y, cuanta más fuerza haga al presionar los puntos dolorosos, más os aliviará.

Cuando vuestra pareja lleve dos horas o más presionando la espalda con los puños, le empezarán a doler los riñones y se le hincharán los nudillos. Para estos casos, es buena idea tener un par de pelotas de tenis sobre las que recostaros para darle un respiro. Si no tenéis a mano unas pelotas de tenis, cualquier cosa dura puede servir, pero ya que antes vamos a preparar la bolsa para el parto, no está de más incluirlas para el caso de que sea conveniente ejercer presión sobre la espalda para aliviar el dolor.

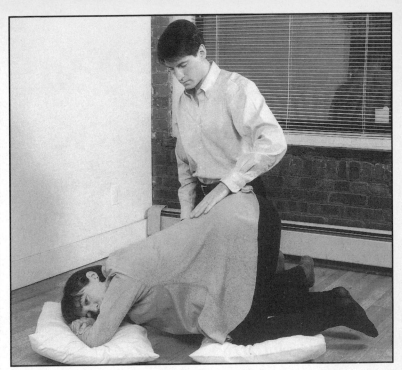

La posición de «rodillas y pecho» reduce la presión sobre la espalda.

Vuestra pareja no tiene que preocuparse de si será capaz de encontrar el punto correcto sobre el que presionar. Vosotras podréis indicarle sin un solo titubeo si tiene que mover el puño o la mano hacia la derecha, la izquierda, arriba o abajo.

2. Cambio de postura. ¿Cuál creéis que pueda ser el objetivo de un cambio de posición? La respuesta es muy simple: ¡Sacar al niño de la espalda! Si permanecéis sentadas o incluso echadas boca arriba, el peso del bebé recae sobre la columna e incrementa el dolor de espalda. Seguramente estaréis mucho más cómodas echadas de lado, de manera que el peso se apoye en la cama. Doblad las dos rodillas, separadlas todo lo que podáis y colocad una almohada bajo la pierna que tengáis más alta. Es mejor que os acostéis sobre el lado izquierdo.

Otra postura para sentiros cómodas es sentarse en un ángulo de 90 grados. Haced que levanten la cabecera de la cama

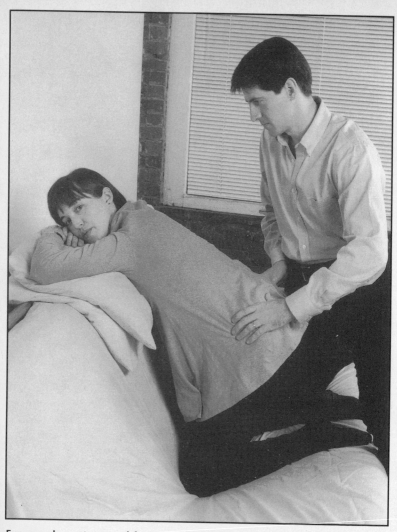

En caso de parto con el feto en posición posterior, esta postura es excelente: arrodillada en la cama con los brazos apoyados en la cabecera levantada.

pero no os reclinéis hacia atrás. Arquead la espalda y poneos una almohada en la zona lumbar. Otra postura que algunas mujeres encuentran útil es la que hemos llamado de «rodillas y pecho» (página 79). Poneos a gatas y apoyad el cuerpo en los codos y las manos. En esta postura, la columna queda libre del peso del bebé, por lo que la presión sobre la espalda se reduce en gran manera. Hay mujeres que adoptan esta misma postura cuando sufren dolores menstruales agudos. Una variación interesante sería arrodillarse en la cama y apoyarse en la cabecera levantada (página 80). En esta posición, la columna también queda libre del peso del bebé, pero además la fuerza de la gravedad ayuda a que el bebé se desplace hacia abajo, de manera que la presión de su cabeza contra el cuello del útero contribuye a su dilatación. Probad todas estas posturas cuando practiquéis los ejercicios de respiración. Así estaréis preparadas para cualquier eventualidad que pueda surgir en el parto.

También podéis sentaros en el borde de la cama, con los pies apoyados en una silla baja y los brazos sobre una almohada. Es una variación que resulta menos cansada que la posición de rodillas.

3. Antes de ir al hospital, durante las primeras horas del parto, puede que os siente bien tomar un baño caliente. El empuje del agua disminuye el peso que soporta el útero y ayuda a relajarse, pero sólo se puede tomar un baño si todavía no se han roto las membranas de la bolsa de aguas. En caso de que ya se hayan roto, la alternativa puede ser ducharse. Otra forma bastante efectiva de aliviar el dolor de espalda es aplicar una bolsa de agua caliente o una esterilla eléctrica, aunque me temo que en los hospitales no suelen dejar enchufar nada a la corriente.

Una vez allí podéis echar mano de una bolsa de hielo o de esos recipientes que van en las bolsas isotérmicas para pícnic y que pueden congelarse previamente en la nevera de casa. El frío intenso, aplicado en forma de compresa, anestesia la zona dolorida y alivia el dolor. Algunas clínicas privadas ofrecen duchas o jacuzzis, con chorros de agua caliente que pueden enfocarse hacia las zonas de dolor. El calor húmedo se ha demostrado especialmente efectivo para aliviar el dolor de espalda en el parto.

Todos estos métodos reducen las molestias del parto con el feto en posición posterior, pero llegado el momento tendréis que probarlos para descubrir cuál es el que más os conviene.

LA SEGUNDA TÉCNICA DE RESPIRACIÓN

Hablaremos ahora de la segunda fase de la primera etapa del parto, cuando el cuello del útero se dilata y su diámetro pasa de tres a ocho centímetros. Aumenta la intensidad de las contracciones, que ahora duran entre 45 y 60 segundos, y los intervalos de descanso son de menos de cinco minutos, en general de entre dos y tres minutos. La respiración utilizada en la primera fase deja de ser efectiva cuando las contracciones alcanzan este ritmo acelerado y necesitaréis un instrumento distinto para capear el intenso oleaje. Podríamos decir que vamos a cambiar de marcha y poner la segunda.

Nuestro objetivo es acelerar la respiración y hacerla más superficial, como cuando corremos a cierta velocidad. A medida que aceleramos, la respiración es cada vez más rápida. En la fase acelerada, el útero trabaja con más intensidad y hemos de reaccionar respirando más rápido, de manera que facilitemos el trabajo del atareado útero y suministremos una mayor cantidad de oxígeno a éste y al bebé.

Antes de que practiquéis este tipo de respiración rápida y superficial, quiero hacer algunas observaciones.

Empezad, como siempre, con una profunda y relajante inspiración-espiración de limpieza. Podéis respirar tanto por la boca como por la nariz. La ventaja de practicar la respiración por la nariz es que la garganta y la boca no se resecan tanto. Si, de todos modos, preferís respirar por la boca, mantened los dos orificios bien abiertos, de forma que notéis que también pasa un poco de aire por la nariz, ya que ello contribuye en gran medida a la relajación de los músculos faciales. Respirad ligera y regularmente, acentuando un poco la espiración. Os daréis cuenta de que la inspiración se produce de forma refleja pero, en cambio, será necesario que os concentréis en espirar breve y bruscamente, para que la respiración sea regular y superficial. Respirad en silencio, sin hacer ruido.

Recordad que los músculos del cuello tienen que estar relajados. Mantener una separación mínima entre los labios, casi como si sonrierais, os ayudará a que la respiración no vaya mucho más allá de la garganta.

Al principio, practicad este tipo de respiración muy despacio. Os será más fácil si lleváis el ritmo con los dedos. A algunas mujeres les da buenos resultados respirar cantando para sus adentros alguna tonada sencilla con un ritmo de cuatro por cuatro y acentuando un poco la primera inspiración de cada serie. Por ejemplo, *Frère Jacques* proporciona un ritmo excelente para acompañar la respiración, siempre que se cante con cierta lentitud. Si veis que habéis acelerado hasta un *allegro vivace*, moderad la velocidad porque no hay duda de que vais demasiado rápido. Es preferible que pequéis de lentas a que respiréis más rápido de la cuenta.

La primera vez que practiquéis esta técnica de respiración no esperéis que os salga bien. Es fácil desalentarse, pero debéis recordar que es bastante difícil y necesita un largo período de práctica. Os recomiendo que lo intentéis varias veces al día. Empezad haciéndolo durante tan sólo 15 segundos y luego probad durante 30 segundos. El objetivo es que seáis capaces de respirar de forma regular durante aproximadamente 45 segundos o un minuto sin fatigaros más de lo debido. Si perdéis el ritmo, se os hincha demasiado el pecho porque cogéis más aire del que expulsáis o veis que os cansáis, vaciad totalmente de aire los pulmones y reanudad enseguida la respiración rítmica. Recordad que el ejercicio siempre empieza y acaba con una inspiración-espiración de limpieza y una sonrisa.

UTILIZACIÓN DE LA SEGUNDA TÉCNICA DE RESPIRACIÓN DURANTE EL PARTO

Ahora veremos cómo aplicar esta nueva técnica de respiración durante el parto.

Observemos de nuevo el diagrama que representa la segunda fase de la primera etapa del parto, la fase acelerada (página 84). Las ondas que representan la intensidad de la contracción son bastante altas. Como veis en el dibujo, la intensidad de las ondas aumenta al principio y decrece al final.

Vuestro cometido en esta fase es seguir la onda de la contracción. No hay razón por la que debáis cansaros respirando rápido desde el principio hasta el final de la onda. Recordad que uno de nuestros principales objetivos es canalizar las energías y no malgastar una gota de fuerza muscular.

Por tanto, debéis dar la bienvenida a la contracción con una inspiración-espiración de limpieza y luego empezar a respirar lentamente, acelerando el ritmo a medida que aumenta la intensidad de la contracción. Respirad con un ritmo de cuatro por cuatro en la cresta de la onda pero reducid la velocidad en cuanto la contracción amaine. Terminad con otra inspiración-espiración de limpieza y sonreíd. De este modo, acompañaréis la contracción, acelerando cuando se eleve la intensidad y reduciendo el ritmo cuando decrezca. Es como si hicierais una carrera con la contracción, pero un tipo de carrera en que el objetivo fuera mantenerse en paralelo.

A continuación os daré la pauta para la segunda técnica de respiración. Empieza la contracción: fijad la vista en algún punto o mirad a los ojos de vuestra pareja. Haced una inspiración-espiración de limpieza y relajad todo el cuerpo. Al principio respirad despacio pero superficialmente. La contracción gana intensidad, se hace más, más y más intensa. Llega a la cresta. Se mantiene en la cresta. Sigue ahí. Sigue ahí pero ya empieza a ceder; respirad más despacio, más despacio, despacio, despacio. La contracción ha pasado. Haced una inspiración-espiración de limpieza y sonreíd.

Después de practicar durante unos días los cambios graduales de velocidad en el ritmo respiratorio, es conveniente que los acompañéis del masaje en el abdomen o *effleurage*. Es difícil y requiere un alto grado de coordinación, ya que el masaje debe realizarse lenta, regular y suavemente al tiempo que aceleráis y disminuís el ritmo de la respiración.

Cuando practiquéis solas, quiero que os marquéis la pauta mentalmente con las palabras precisas. Mirad un reloj que tenga segundero y decíos: «empieza la contracción». Comenzad a acelerar lentamente el ritmo de la respiración hasta llegar a la cima en unos 10 o 15 segundos, mantened el ritmo rápido durante 20 o 30 segundos y disminuidlo durante unos 15 o 20 segundos. Acabad diciéndoos: «termina la contracción».

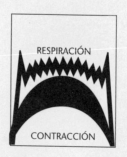

RESPIRACIÓN

CONTRACCIÓN

CÓMO SIMULAR UNA CONTRACCIÓN CON LA AYUDA DE VUESTRA PAREJA

Si practicáis con vuestro compañero, pedidle que os ponga la mano justo encima de la rodilla. Cuando os dé la señal de que la contracción empieza, deberá apretaros el muslo e incrementar la presión lentamente, de manera que a los diez o quince segundos haga toda la fuerza que pueda, la mantenga unos 20 o 30 segundos y luego la reduzca poco a poco durante otros 15 o 20 segundos.

De esta manera, simulamos en cierto sentido una contracción uterina y aprendéis a reaccionar a un malestar físico real que aumenta de intensidad, se mantiene y luego decrece. Intentadlo, y luego pedid a vuestra pareja que os apriete la pierna con tanta fuerza como antes, pero esta vez no acompañéis el dolor acelerando la respiración. Estoy segura de que notaréis mucho más dolor cuando no utilicéis la técnica de respiración.

Practicad en distintas posturas a fin de estar preparadas para el parto y aseguraos de estar bien relajadas en todo momento. Vuestra pareja puede observaros y ayudaros a corregir cualquier error que advierta.

LA TRANSICIÓN

Ya sabéis que en la transición el cuello del útero se dilata y su diámetro pasa de siete u ocho centímetros a diez centímetros, o de tres dedos y medio a cinco dedos. En esta fase, las contracciones son más severas que en las anteriores. Antes de pasar a explicar la respiración que emplearemos en el período de transición, quiero hablar de algunos síntomas que pueden darse en este punto del parto.

1. Uno de los síntomas más comunes en ese momento es que la parturienta sea presa del pánico. He oído muchas veces cosas como: ¡Ya tengo bastante! ¡Que venga el médico! ¡Es peor de lo que me imaginaba! ¡Líbrame de esto!, pero siempre pienso que el pánico es un signo seguro de que se acerca el final de la primera etapa del parto. Ya estaréis totalmente dilatadas o bien os quedarán a lo sumo cinco o diez minutos.

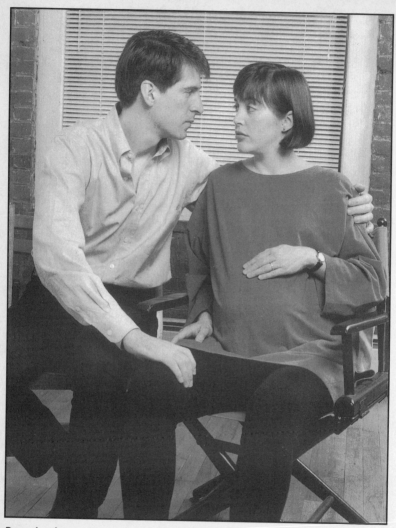

Para simular una contracción, Phil presiona el muslo de Sue y ella acompaña la sensación con el ritmo respiratorio adecuado.

2. Con frecuencia, en este punto se expulsa una sustancia mucosa y sanguinolenta. Es el resultado de la presión que ejerce la cabeza del bebé contra el cuello del útero, que es muy sensible y tiene abundantes capilares, superficiales y muy delicados, que pueden romperse. Es posible que de pronto os notéis muy mojadas, pero debéis recordar que en ese momento es normal que sangréis. Vuestra pareja también debe tenerlo en cuenta para no asustarse. En realidad, es un signo de que la cabeza del bebé desciende y ya estáis casi totalmente dilatadas y a punto de entrar en la segunda etapa del parto.

3. La mayoría de las mujeres notan un aumento de la presión en el recto. Es posible que sintáis fuertes dolores de espalda aunque hasta entonces siempre hayáis notado las contracciones en la parte baja del abdomen. Quizás os alivie sentaros e inclinar la espalda un poco hacia delante, o acostaros de lado. Dejad de masajearos el abdomen, colocad las manos sobre el coxis (la última vértebra de la columna) y apretad con fuerza o, mejor todavía, pedidle a vuestra pareja que os presione el coxis hacia arriba.

4. Algunas mujeres sienten deseos de empujar. Sin embargo, es importante que no lo hagáis hasta que el médico os haya examinado y os dé permiso explícitamente. El deseo de empujar es un impulso reflejo producido por la presión de la cabeza del bebé contra las paredes vaginales, el recto y el suelo de la pelvis. A veces, el impulso se presenta antes de que la dilatación sea completa, pero en tal caso es imprescindible actuar contra el reflejo y no empujar hasta estar totalmente dilatadas. Si intentáis empujar al bebé a través de una abertura demasiado pequeña, sentiréis un dolor innecesario, malgastaréis unas fuerzas preciosas y os arriesgáis a sufrir una inflamación del cuello del útero.

Hay una forma muy fácil de contrarrestar el deseo de empujar. Se consigue forzando la expulsión de aire hasta que pase el impulso. Todas sabéis que al apretar para hacer de vientre, retenéis la respiración. También solemos dejar de respirar para levantar grandes pesos.

Probad a hacer el siguiente ejercicio: retened la respiración y tensaos; luego respirad de forma continua, sin dejar de coger y expulsar aire, e intentad tensaros al mismo tiempo. Observaréis que es casi imposible. Estoy segura de que ahora en-

tendéis por qué os digo que sopléis de forma forzada y continua siempre que notéis un impulso prematuro de empujar y
os hayan dicho que no respondáis a él.

Recordad que los movimientos del útero son involuntarios y por tanto no podéis impedir que empuje, pero sí que
podéis evitar añadirle peso. Para describirlo de algún modo,
digamos que cuando notéis que la parte inferior del cuerpo
tira hacia abajo, vosotras intentaréis mantener la parte superior separada de la inferior. No penséis que lo estáis haciendo
mal si notáis que el útero empuja hacia abajo, porque todo lo
que podéis hacer es intentar no añadir más peso.

5. Durante la transición, algunas mujeres sienten náuseas e
incluso vomitan. En el caso de que sufráis estos desagradables
síntomas, quiero que recordéis que están dentro del curso normal de los acontecimientos y no os asustéis.

6. En ocasiones, sucede que la mujer empieza a temblar y tiene dificultades para relajarse. Siente frío y calor alternativamente y cada vez le es más difícil seguir el curso de las contracciones.

Os contaré el caso de una de mis alumnas, a la que había
advertido de la posibilidad de que se presentaran este tipo de
síntomas en el período transicional, pero que por lo visto no
creyó que nada parecido pudiera ocurrirle a ella, hasta que se
encontró temblando como una hoja en plena transición. No
se asustó, pero lo encontró tan gracioso que le dio por reír. Se-
ñalaba hacia sus temblequeantes piernas y no dejaba de reír.
La enfermera que la atendía nunca había visto a nadie que se
riera durante la transición y pensó que mi alumna había perdido la cabeza.

7. El último síntoma que creo importante mencionar es algo
que les ocurre a casi todas las mujeres y es que, en esta última
fase, se sienten terriblemente irritables. Hasta entonces os habréis sentido agradecidas por las atenciones de vuestra pareja,
que os ha dado masajes en la espalda, os ha humedecido los
labios con una esponja y os ha dado ánimos en todo momento, pero de pronto puede que le espetéis algo así como:
«¡No me toques! ¡No me hables! ¡Déjame en paz!» Vuestro
acompañante debe ser consciente de que puede darse esta posibilidad y recordar que vuestro mal humor es transitorio y

desaparecerá en cuanto estéis totalmente dilatadas y os den permiso para empujar.

LA TÉCNICA DE RESPIRACIÓN DURANTE LA TRANSICIÓN

A fin de no perder el control durante estas contracciones tan severas, necesitamos una nueva técnica de respiración, que es todavía más precisa y requiere aún más esfuerzo de concentración por vuestra parte. Es necesario establecer un ritmo más rápido y enérgico. Como oí decir a un obstetra: «Se ha de trabajar como un metrónomo», es decir, con la precisión propia de estos instrumentos para marcar el ritmo. La mejor manera de conseguirlo es respirar con inspiraciones-espiraciones breves, agrupadas en series de dos, cuatro o seis, seguidas de un rápido soplido (con los labios en forma de O), y seguir esta pauta hasta el final de la contracción, que en este período dura hasta un minuto y medio.

El soplido rápido después de la serie de dos, cuatro o seis inspiraciones-espiraciones breves ha de ser como un corto acento. Debéis procurar que no sea demasiado largo; no descanséis en él expulsando el aire demasiado despacio. No olvidéis tampoco hacer la inspiración-espiración de limpieza al principio y al final de cada contracción. Las severas contracciones de la transición suelen alcanzar la máxima intensidad a los cinco segundos de haber empezado, por lo que no tendréis tiempo de acelerar progresivamente. Empezad a respirar muy deprisa justo después de la inspiración-espiración de limpieza y no reduzcáis la velocidad hasta que la contracción comience a ceder. En esta fase, es mejor abandonar el masaje del abdomen y buscar un lugar para las manos, que, por ejemplo, pueden sostener el abdomen aplicando una ligera presión en la ingle, o si lo preferís, presionar sobre el coxis.

En el caso de que sintáis deseos de empujar durante una de las contracciones, soplad de forma continua, pero no olvidéis coger aire después de cada espiración forzada. Cuando el impulso de empujar remita, volved a la técnica de respiración y soplidos mientras dure la contracción.

Os recomiendo que utilicéis esta técnica de respiración en cuanto las contracciones se sucedan con un intervalo de minuto y medio, sin preocuparos de ver si experimentáis alguno de los síntomas que mencionamos anteriormente.

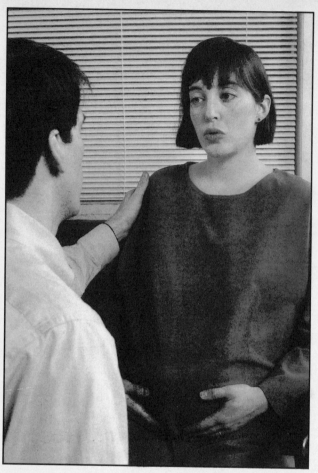

Sue practica la tercera técnica de respiración siguiendo una pauta estricta: seis respiraciones rápidas seguidas de un breve soplido.

Recordad que debéis reaccionar a *vuestras* contracciones uterinas particulares y no a una idea preconcebida del curso del parto. No me cansaré de repetir que cada parto es diferente de los demás. Seguramente experimentaréis innumerables variaciones de la descripción que aquí os hago, pero la gran ventaja del método Lamaze es que os proporciona distintas técnicas para mantener el control durante el parto, aunque difiera en gran medida de la idea que os hayáis hecho.

La pauta es la siguiente: empieza la contracción; inspiración-espiración de limpieza; respiración rápida: inspirad-espirad, inspirad-espirad, inspirad-breve soplido; repetid, 1,2,3, 1,2,3, etc. (procurad no expulsar demasiado aire al soplar ya que podríais hiperventilar); acaba la contracción, inspiración-espiración de limpieza, sonrisa y... descanso. Intentad aprovechar al máximo el breve descanso entre contracciones. ¡Conservad las fuerzas!

Llegados a este punto, hay algo que quisiera decir a vuestro acompañante. Suele suceder que la mujer de pronto decida que no puede más y se dé por vencida. Lo más apropiado entonces es llamar al médico o a la enfermera y pedirles que la examinen. Lo más probable es que ya esté totalmente dilatada o que no le falten más de cinco o diez minutos. Las parturientas sin preparación piensan en abandonar cuando la dilatación es de cinco o seis centímetros, pero las que se han entrenado sólo se sienten al borde de sus fuerzas cuando ya están casi listas para expulsar al bebé.

La respiración rápida da mucha sed, sobre todo si se respira por la boca. En muchos hospitales no permiten que se beba nada durante el parto, a no ser algún sorbo de agua ocasional. Quizás os ofrezcan un poco de hielo triturado, pero es mejor que os llevéis al hospital algún pirulí de caramelo con el que podáis refrescaros un poco la boca entre contracciones.

En la bolsa para el parto, que por supuesto puede ser una bolsa de plástico cualquiera, podéis incluir el bote de polvos talco, los pirulís, una bolsa de papel pequeña para respirar en su interior en caso de hiperventilación y algunos otros artículos que encontraréis en la lista completa que figura en las páginas 113-114.

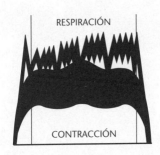

RESPIRACIÓN

CONTRACCIÓN

LECCIÓN 5

Ya hemos visto toda la primera etapa del parto, y habéis aprendido las técnicas que utilizaréis durante este prolongado período. Antes de entrar en la segunda etapa, o expulsión, es conveniente que revisemos todos los ejercicios, los métodos de relajación y las técnicas de respiración.

¿Recordáis lo que debéis hacer en caso de presentación posterior? Como ya dijimos, las técnicas de respiración son las mismas tanto si sentís las contracciones en el abdomen como si se presentan en la zona lumbar. No obstante, existen algunas posturas que sirven de alivio. Levantad la cabecera de la cama hasta dejarla perpendicular, pero no os recostéis en ella. Inclinaos ligeramente hacia delante y poneos una almohada en la parte inferior de la espalda. De esta manera, descargamos un poco a la columna del peso del bebé. Quizás prefiráis echaros sobre el costado izquierdo, con la rodilla derecha encima de una almohada y bien separada de la izquierda, y otra almohada de apoyo bajo el abdomen. Otra postura recomendable es la que hemos llamado «de rodillas y pecho», es decir, a gatas con los antebrazos apoyados en un cojín. Podéis arrodillaros en la cama, con el tronco inclinado hacia la cabecera levantada, en la que apoyaréis los brazos, o bien sentaros en el borde de la cama, con los pies en una silla baja y los brazos apoyados en una mesa.

También dijimos que para aliviar el dolor de la presentación posterior podíais presionaros en la zona lumbar con los dedos o con los puños, o bien pedir a vuestra pareja que os diera un masaje en la parte inferior de la espalda, apretando fuerte con toda la palma. Las pelotas de tenis que incluimos en la bolsa para el parto tenían la misma función.

Si sentís dolor de espalda durante la transición, la postura en que probablemente os encontraréis más cómodas es de rodillas sobre la cama e inclinadas hacia la cabecera, previamente levantada, pero en última instancia seréis vosotras las únicas que podáis decidir qué postura, forma de aplicar presión o compresas frías os conviene más. En caso de que notéis una intensa presión en el recto, pedid a vuestra pareja o a la enfermera que os apriete el coxis. Recordad que cerca del 25 % de las mujeres padecen intensos dolores de espalda durante el parto, por lo que es importante que estéis preparadas por si se diera el caso.

Practicad las tres técnicas de respiración para la primera etapa del parto. Estoy segura de que en estas dos semanas de preparación las cosas han cambiado de forma notable; ya no os debe ser tan difícil la respiración rápida y superficial, y seguro que mantenéis mucho mejor el ritmo, además de no acabar tan cansadas. Bajo la tensión del parto real, os será más fácil seguir las pautas de respiración aprendidas, que adoptaréis de forma automática. Las prácticas de entrenamiento os ayudarán a coordinar las distintas acciones, canalizar las fuerzas y utilizar el cuerpo con el mínimo gasto de energía.

LA SEGUNDA ETAPA DEL PARTO

La expulsión es la fase más maravillosa del parto. Hasta entonces habréis trabajado duro, concentrándoos en salvar las olas de las contracciones. Os habréis tenido que relajar bajo una gran tensión y poner en práctica las técnicas de respiración. Además, seguramente llevaréis así un buen número de horas.

En la segunda etapa del parto, *todavía* tendréis que realizar un tremendo esfuerzo, pero entonces ya podréis colaborar con el útero en la expulsión del bebé y será el trabajo más satisfactorio y emocionante de vuestra vida. Aparte de que esta etapa es mucho más breve que la tediosa dilatación del cuello del útero, os ayudará saber que el momento del nacimiento se acerca. Sentiréis que se os renuevan las fuerzas y, aunque la expulsión sea el trabajo físico más extenuante que nunca hagáis, os parecerá una fiesta.

Antes de explicaros la técnica de empuje, quiero que volváis a mirar la ilustración que muestra la expulsión del bebé, a fin de que veáis cómo trabaja el útero, haciendo que rote el bebé, y cómo podéis ayudar de forma consciente a su expulsión para que salga suavemente. Estaréis preparadas para hacerlo, ya que durante muchas semanas os habréis entrenado haciendo ejercicio con el suelo de la pelvis.

En ese punto os daréis cuenta de lo importantes que han sido los ejercicios de Kegel en la preparación del cuerpo para la expulsión del bebé.

Cuando el bebé ya esté descendiendo, notaréis una fuerte presión en el recto y será imprescindible que seáis capaces de relajar el suelo de la pelvis.

¿QUÉ SUCEDE DURANTE LA EXPULSIÓN?

Volved a mirar las ilustraciones de las páginas 37 y 38, e imaginad el proceso por el cual el bebé es expulsado del útero. Pensad que vais a contribuir activamente a que la salida del bebé sea lo más suave y rápida posible. Como veis, cuando el bebé entra en la vagina, o canal del parto, gira 90 grados y mira hacia la columna de la madre. Al llegar al suelo de la pelvis, echa la cabeza hacia atrás, de manera que la coronilla es lo primero que aparece al salir de la vagina o vulva. Ésa es la razón por la que los médicos llaman «coronación» a este punto del proceso.

Según el tipo de hospital en el que os encontréis, daréis a luz en la misma habitación y en la misma cama en que hayáis dilatado, lo que elimina las molestias de ser trasladadas a toda prisa al paritorio cuando ya habéis empezado a empujar, o bien dilataréis en una sala de parturientas y, si es el primer hijo, empezaréis a empujar allí y no os trasladarán al paritorio hasta que ya se vea una porción del tamaño de una nuez de la cabeza del niño.

Cuando se produzca la coronación, quizás ya os puedan decir qué color de pelo tiene el bebé. Empujar al bebé hasta este punto os llevará entre 10 y 30 minutos. Luego, ya en el paritorio, el bebé echa la cabeza hacia atrás a medida que abre la vulva mientras vosotras empujáis para expulsarlo. Esta segunda fase dura entre 15 y 20 minutos, siempre que no se presenten complicaciones. Si el bebé se presenta en posición posterior o de nalgas, la expulsión suele ser dolorosa y mucho más prolongada. Quizás sea necesaria la intervención del médico o de la comadrona para hacer girar la cabeza del bebé o extraerla suavemente con la ayuda de fórceps. Si sois secundíparas o multíparas, os trasladarán al paritorio en cuanto la dilatación sea completa y os hayan dado permiso para empezar a empujar.

Para añadir fuerza a la acción del útero utilizaremos el diafragma. Con los músculos abdominales superiores reforzaréis el movimiento del útero y con el diafragma empujaréis desde arriba. El funcionamiento de un pistón que ejerciera fuerza desde arriba para empujar hacia abajo y hacia fuera sería un buen ejemplo del proceso de expulsión de un bebé. El objetivo es reducir el espacio y aumentar la presión en el interior del abdomen.

Os sería más fácil contribuir de esta forma al proceso si pudierais poneros en cuclillas para expulsar al bebé. Es interesante recordar que unos dos tercios de las mujeres de todo el mundo todavía dan a luz en esa posición. Creo que no haría ninguna falta enseñar a las mujeres a parir si pudieran hacerlo agachadas. Desgraciadamente, en las sociedades modernas, las técnicas obstétricas actuales requieren que empujemos en posición supina, en contra de la fuerza de la gravedad y de los instintos naturales. Es indiscutible que si la mujer está echada y con las piernas levantadas es más fácil para el médico actuar ante las complicaciones que puedan producirse. Sin embargo, la posición e incluso el diseño de las mesas de paritorio están cambiando poco a poco, es decir, se empieza a tener en cuenta la comodidad de la parturienta.

No hace falta darle muchas vueltas para caer en la cuenta de que dar a luz en cuclillas es mucho más lógico y fisiológicamente acertado, además de permitir que la mujer esté más cómoda. A ningún otro mamífero se le ocurriría parir echado de espaldas con las patas hacia arriba. Os recomiendo que habléis con vuestro médico o comadrona sobre la posibilidad de dar a luz erguidas.

De todos modos, puesto que en el hospital la mayoría de las mujeres tienen que empezar a empujar en la sala de parturientas y no son trasladadas al paritorio hasta que asoma una pequeña porción de la cabeza, a continuación explicaré cómo practicar la mejor manera de empujar en una cama.

Sentaos en el suelo sobre el coxis, con la espalda formando un ángulo de unos 75 grados con la horizontal y recostadas en las piernas de vuestra pareja. Apoyad las plantas de los pies en el suelo, con las rodillas cómodamente separadas. Cogeos las rodillas, o la zona inferior del muslo más cercana, con las manos. Echad los codos hacia fuera y la cabeza hacia de-

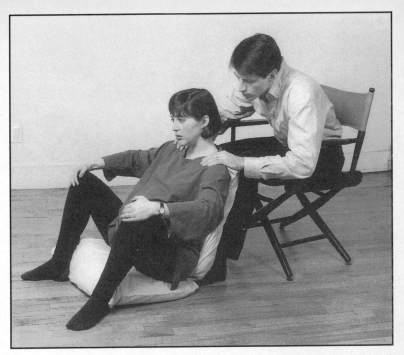

Sue y Phil practican la técnica para empujar en la sala de dilatación. Sue está sentada con la espalda en un ángulo de 75 grados respecto al suelo.

lante. La espalda debe estar arqueada y bien apoyada en las piernas de vuestra pareja.

Es importante que empujéis de forma correcta y disciplinada, a fin de expulsar al bebé en un período lo más breve posible. Sólo tenéis que empujar durante las contracciones y nunca antes de que alguien cualificado, la enfermera, el médico o la comadrona, os haya dado permiso.

Cuando empecéis a empujar, las contracciones se harán un poco más lentas y seguramente no serán tan violentas como las de la fase de transición. No os precipitéis a empujar. Seréis más eficaces si lo hacéis lenta y deliberadamente. Imaginemos que comienza una contracción. Como siempre, empezaremos con una inspiración-espiración de limpieza. No obstante, para aprovechar al máximo la contracción, dejaremos que gane fuerza antes de ayudar al útero en su esfuerzo expulsivo. Así pues, haced una segunda inspiración-espira-

97

ción de limpieza. Luego volved a inspirar profundamente, dejad salir un poco de aire, retened el resto, relajad la mandíbula inferior y empujad de forma regular, concentrando toda la fuerza en la vagina. Recordad: los codos hacia fuera, la cabeza hacia delante y el suelo de la pelvis relajado. Mantened la fuerza de empuje durante unos diez segundos y dejad salir el resto de aire. Bajad la cabeza, volved a coger aire enseguida, expulsad un poco, retened el resto y empujad hacia abajo durante unos diez segundos, con la mandíbula inferior relajada, espirad y dejad que la cabeza se relaje. Enseguida volved a inspirar profundamente, espirad un poco, retened el resto de aire, relajad la mandíbula inferior y empujad de forma constante durante diez segundos, imaginando mentalmente la dirección de la vagina. Por último, expulsad el aire y haced varias inspiraciones-espiraciones de limpieza para compensar la reducción del suministro de oxígeno al bebé mientras empujabais.

Es importante que no retengáis el aire en la garganta, ya que si lo hacéis, tensaréis el rostro y el cuello y malgastaréis una buena dosis de energía. Si expulsáis una parte del aire y lo retenéis a la altura del diafragma, manteniendo la boca un poco abierta para evitar retenerlo en la garganta, os será más fácil dirigir la fuerza de empuje hacia abajo. Os puede ser útil contar hasta ocho mientras empujáis. Si decís los números muy bajito iréis soltando un poco de aire al tiempo que empujáis y evitaréis tensar el cuello y la cara. También podéis repetir: «Sal, bebé; sal, bebé...» mientras empujáis. Las palabras actuarán como un conjuro para ayudaros a empujar correctamente.

Practicar el ejercicio de expulsión cada día, reteniendo la respiración durante unos seis o diez segundos, no entraña ningún peligro. Durante el parto, sin embargo, tendréis que mantener el esfuerzo de empuje durante más tiempo. En general, podréis respirar y empujar tres veces en cada contracción. Y en el parto real reforzaréis la acción del útero con la acción controlada de los músculos. Cada vez que empujéis el bebé descenderá un poco, y cuando la contracción termine retrocederá otro poco. Es casi como si diera dos pasos adelante y uno atrás, por lo que cuanto más relajéis los músculos del suelo de la pelvis, antes nacerá vuestro bebé.

LA FUNCIÓN DE LA PAREJA EN LA EXPULSIÓN

Vuestra pareja os será de gran ayuda a la hora de practicar esta técnica. Puede comprobar que la postura adoptada sea correcta y ayudaros a seguir la secuencia de acciones diciendo: «Inspira-espira, inspira-espira, inspira-suelta un poco de aire-cuenta hasta ocho, dejando que se escape un poco de aire a medida que empujas, cógete las rodillas, separa los codos y empuja, empuja, empuja..., espira; vuelve a coger aire, deja escapar un poco, cuenta hasta ocho, relaja la mandíbula inferior y empuja..., empuja..., espira; una vez más, coge aire, deja escapar un poco, retén el resto, relaja el labio inferior y empuja..., empuja..., espira y relájate.»

La experiencia me ha enseñado que hasta la mujer mejor preparada puede olvidarse de cómo empujar cuando por fin el médico le da permiso para hacerlo en la siguiente contracción. Se siente perdida y el pánico se refleja en su cara. Mucho menos probable es que los dos olvidéis las mismas cosas en el mismo momento. Vuestra pareja os puede prestar una ayuda preciosa si es capaz de marcar la pauta. A partir del momento en que le hagáis saber que empieza la contracción, os podrá ir señalando la secuencia en que debéis respirar y empujar. A la segunda o tercera contracción, ya sabréis seguir por vuestra cuenta sin ningún problema.

Intentad no ser demasiado perfeccionistas en el parto. Quizás debáis dejar pasar algunas contracciones antes de sentir que empujáis de forma eficaz, pero no os desaniméis. Enseguida seguiréis el ritmo de empuje adecuado, sobre todo si habéis practicado en casa con vuestra pareja y os permiten trabajar a dúo en la expulsión.

LA CAMILLA DEL PARITORIO

Todavía hay muchas camillas de paritorio que no han sido diseñadas para que la mujer pueda dar a luz incorporada, por lo que es interesante saber cómo colocarse para empujar en una de diseño tradicional. La técnica para empujar que utilizaréis en el paritorio es la misma que explicamos para la sala de dilatación. La camilla de paritorio tradicional es muy parecida a la de la consulta del ginecólogo: dura, plana y estrecha. No obstante, estaréis más cómodas si en lugar de colocar las piernas en los estribos, como hacéis cuando os examina el ginecólogo, las dobláis y os sentáis sobre ellas. Desgraciadamente, en la mayoría de hospitales la cabecera de la camilla no puede levantarse para que podáis empujar en una postura erguida. Así pues, lo mejor que podéis hacer es llevaros unas almohadas para apoyar la cabeza y los hombros. En algunos hospitales tienen respaldos acoplables a la camilla o cabezales de espuma.

Seguramente la cama tendrá asideros pero, si no es así, podéis agarraros a las barras metálicas que sujetan los estribos a la camilla para erguiros un poco cuando empujéis. Pedid que bajen los estribos, de manera que podáis levantar la espalda hasta un ángulo de 40 o 45 grados y adoptar una posición mucho más cómoda para empujar. Si la cabecera no se puede levantar y no disponéis de ningún otro tipo de respaldo, colocad las almohadas que os habéis traído de casa de manera que os sirvan de apoyo para la zona lumbar y no sólo para la cabeza y los hombros. Es muy útil practicar la técnica de empuje en la postura que es más probable que debáis adoptar en el paritorio. De este modo, podéis acostumbrar el cuerpo y entrenar los músculos para que se adapten y funcionen eficazmente desde el primer momento.

Cuando os coloquéis en la camilla del paritorio, os cubrirán las piernas y el vientre con paños esterilizados. ¡No hay que tocarlos nunca! Mantened las manos cogidas a las barras. En el pasado se ataban las manos de la parturienta, para evitar que tocara los paños esterilizados con que le habían cubierto las piernas y el abdomen. Por fortuna, los hospitales han abandonado ya esta práctica medieval. Todo el mundo sabe que una mujer que haya acudido a clases prenatales no tocará nada que se le haya advertido que no toque. Os será difícil observar la salida de vuestro hijo, ya que tendréis la cabeza demasiado baja y los paños os taparán la vista, pero sobre la camilla suele haber un espejo móvil, fácil de ajustar, para que podáis ver el nacimiento.

En algunos casos, puede resultar más cómodo expulsar al bebé en una posición distinta, en particular cuando se presenta en posición posterior o de nalgas. Empujar echadas de lado ayuda a que el bebé gire hasta la posición anterior, facilita el esfuerzo y acelera la salida. Para adoptar esta postura, echaos sobre el costado izquierdo, doblad las dos rodillas y cogeos la pierna derecha con la mano por debajo del muslo.

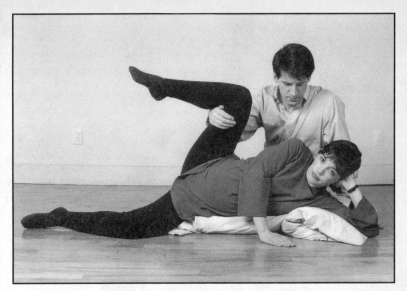
Postura correcta para empujar, echada sobre el costado.

Vuestra pareja os puede ayudar a sostener la pierna en alto. La técnica de empuje será la misma: haced dos inspiraciones-espiraciones de limpieza para dejar que la contracción gane intensidad, inspirad profundamente, expulsad un poco de aire, mantened la boca relajada y medio abierta, retened el resto de aire en el diafragma (procurad no retenerlo en la garganta) y empujad. Repetid todo el proceso hasta que la contracción se desvanezca. En general, empujaréis tres o cuatro veces en cada contracción.

Otra forma de facilitar la rotación de la cabeza del bebé es ponerse en cuclillas. Podéis hacerlo encima de la camilla, apoyándoos en vuestro acompañante. Puede ocurrir que os inviten a empezar a empujar en un retrete a fin de estimular el descenso del bebé. Las camillas modernas van equipadas con una barra a la que podéis cogeros para poneros en cuclillas.

CÓMO DEJAR DE EMPUJAR A INSTANCIAS DEL MÉDICO

En el momento en que la cabeza del bebé emerge y empieza a girar para que salgan los hombros, es posible que el mé-

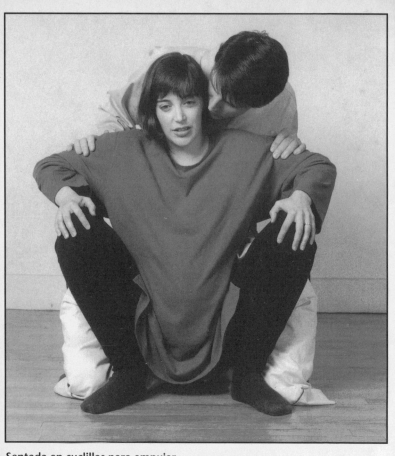

Sentada en cuclillas para empujar.

dico os diga que dejéis de empujar. Es muy importante que estéis preparadas para deteneros de inmediato. Recostaos, relajad el cuerpo y soplad repetidamente hasta que el impulso de empuje desaparezca. En breves momentos, el médico os pedirá que volváis a empujar, pero aun así puede ser un momento difícil. Seguramente sentiréis un imperioso deseo de empujar cuando se os pida que contrarrestéis ese intenso impulso involuntario. Sin embargo, os podéis preparar para ello. Pedid a vuestra pareja que mientras hacéis en casa los ejercicios de expulsión, de vez en cuando os sorprenda con la señal de no empujar, de manera que aprendáis a reaccionar al instante.

REPASO DE LOS EJERCICIOS DIARIOS

Ejercicios de control neuromuscular
(lección 2)

Sentaos cómodamente, con los brazos y las piernas bien apoyados.

1. Contraed el brazo derecho. Relajadlo.

2. Contraed la pierna derecha. Relajadla.

3. Contraed el brazo y la pierna derechos. Relajadlos.

4. Contraed el brazo derecho y la pierna izquierda. Relajadlos.

Repetidlos con el brazo y la pierna izquierdos. Poned especial atención en que el resto del cuerpo permanezca relajado mientras contraéis los brazos o las piernas. Practicad cada día y pedid a vuestra pareja que os marque la pauta y compruebe la relajación.

Ejercicios de tonificación muscular
(lección 2)

Hacedlos cada día, sobre una superficie dura (nunca en la cama) y sin almohadas.

1. Sentaos en el suelo, con las piernas cruzadas y la espalda ligeramente arqueada y bien relajada. Adoptad esta postura siempre que podáis.

2. Sentaos en el suelo. Juntad las plantas de los pies y acercadlas al tronco hasta donde podáis. Empujad las rodillas hacia abajo con suavidad. Repetid este ejercicio entre tres y cinco veces.

3. Para el balanceo de la pelvis, poneos a gatas. Inspirad y espirad. Inspirad, bajad la cabeza, arquead la espalda y contraed las nalgas. Espirad, levantad la cabeza y poned la espalda recta. Repetidlo diez veces.

4. Echaos de espaldas con las rodillas dobladas, las piernas separadas y los pies bien apoyados en el suelo. Inspirad por la nariz y separad la espalda del suelo levantando las caderas. Espirad lentamente por la boca al tiempo que bajáis la espalda centímetro a centímetro, con las caderas levantadas hasta el final. Relajaos. Repetidlo tres veces.

5. Sentaos con las piernas cruzadas, levantad los brazos por encima de la cabeza y mirad hacia arriba. Estiraos un poco más, y todavía un poco más. Repetidlo entre tres y cinco veces.

Ejercicios de respiración
(lecciones 3 y 4)

1. Parto preliminar (contracciones de 30 a 45 segundos): mirad a los ojos de vuestra pareja o buscad un punto donde fijar la mirada. Haced una inspiración-espiración de limpieza. Luego respirad lenta y rítmicamente con el pecho, inspirando por la nariz y espirando a través de los labios en forma de O; respirad de seis a nueve veces por minuto. Haced otra inspiración-espiración de limpieza.

   Practicad este ejercicio al tiempo que os dais un masaje (*effleurage*) en el abdomen o la espalda, durante un minuto tres veces al día.

2. Parto acelerado o activo (contracciones de 45 a 60 segundos): mirad a un punto de la habitación o a los ojos de vuestra pareja. Haced una inspiración-espiración de limpieza. Respirad lenta y superficialmente con la nariz o la boca. Acelerad poco a poco a medida que la contracción se hace más intensa y disminuid el ritmo cuando vaya cediendo. Haced otra inspiración-espiración de limpieza y sonreíd. Practicadlo junto con el masaje, durante un minuto, tres veces al día.

3. Transición (contracciones de 60 a 90 segundos): mirad a un punto de la habitación o a los ojos de vuestra pareja. Cogeos el abdomen por debajo, con las dos manos. Haced una inspiración-espiración de limpieza. Respirad en series de dos, cuatro o seis inspiraciones-espiraciones cortas y superficiales, seguidas de un breve soplido. Repetidlas hasta

que la contracción se acabe. Haced otra inspiración-espiración de limpieza y sonreíd. Practicad el ejercicio durante 60 o 90 segundos, tres veces al día. De vez en cuando, acordaos de interrumpirlo y soplar para dejar de empujar.

Ejercicios de expulsión
(lección 5)

1. Ejercicio Kegel: contraed la uretra, la vagina y el esfínter anal. Contad hasta tres y relajaos. Repetidlo entre 20 y 30 veces diarias.

2. Técnica de empuje para la sala de dilatación: sentaos con la espalda en un ángulo de 75 grados, con las rodillas dobladas y las plantas de los pies apoyadas en el suelo. Cogeos las rodillas, con los codos hacia fuera. Inspirad, espirad, inspirad, espirad. Inspirad, dejad escapar un poco de aire, relajad el labio inferior y empujad mientras contáis hasta ocho. Espirad. Volved a inspirar enseguida, soltad un poco de aire, aguantad la respiración, relajad el labio inferior y empujad. Seguid haciendo fuerza mientras contáis hasta ocho. Espirad, inspirad, dejad salir un poco de aire, aguantad la respiración, relajad el labio inferior y empujad. Espirad y relajaos. Haced varias inspiraciones-espiraciones de limpieza y sonreíd. Practicadlo una vez al día.

LECCIÓN 6

Estoy segura de que a menudo os preguntáis cómo sabréis que el parto ha empezado, cómo diferenciaréis los tirones que habéis ido notando las últimas semanas de las verdaderas contracciones. Quizás hayáis oído que hay mujeres que duermen durante la primera etapa del parto y no sabéis si creéroslo.

Son preguntas lógicas que toda mujer se hace. Para orientaros, pensad que si notáis unas ligeras contracciones y no estáis seguras de que el parto haya empezado lo más probable es que no sea así. Es cierto que se puede dormir en las primeras horas del parto, pero si las contracciones no os despiertan es que son tan leves que no hay ninguna necesidad de prestarles atención. Ocurre con frecuencia que el médico y la parturienta no se ponen de acuerdo acerca del momento en que se ha iniciado el parto. La mujer siente que ya está de parto cuando las contracciones son lo bastante evidentes para que las note. Aunque sean suaves, se entusiasma, decide que ya no debe comer nada más y escucha con atención cualquier señal que le trasmite su cuerpo. Finalmente, quiere estar segura y llama a su médico, que quizás le diga que vaya al hospital para que la examinen. Llega al hospital, la examinan y le dicen que todavía no está de parto.

La situación no es nada agradable. Lleva horas teniendo contracciones, no ha comido nada, ha pasado casi toda la noche despierta y ahora el médico le dice que todavía no está de parto. Se pregunta qué son entonces esas contracciones y cuándo empezarán a ser efectivas y dilatar el cuello del útero. Se siente cansada y el médico le dice que el parto ni siquiera se ha iniciado. Puede ser un momento difícil.

Sin embargo, hay algunos síntomas definitivos que deberíais conocer. Es el momento de hablar de las circunstancias que van asociadas al inicio del parto.

PRIMEROS SÍNTOMAS DE INICIO DEL PARTO

1. Puede que notéis un aumento de secreción mucosa hacia el final del embarazo. Es probable que en algún momento esta secreción se tiña con un poco de sangre, lo que señala la expulsión del tapón mucoso. Es lo que se conoce como aparición de la muestra. En general, no es más que una manchita que sólo se ve al ir al baño. Si no aparecen otros síntomas simultáneamente, como contracciones o rotura de aguas, no os entusiasméis demasiado. Pueden pasar horas o días antes de que se inicie el parto. La aparición de la muestra no es un síntoma demasiado fiable.

2. El segundo síntoma del inicio del parto es el establecimiento de verdaderas contracciones. Las contracciones no siempre empiezan como se explica en los libros: al principio separadas por intervalos de veinte minutos y después gradualmente más seguidas y regulares. Lo mismo puede ocurrir que desde el principio se produzcan cada cinco minutos. Si fuera así, no os alarméis, porque es una posibilidad tan normal como cualquier otra. En cambio, es importante que prestéis atención a la intensidad de las contracciones y que observéis si duran 30 segundos o más y si los intervalos entre una y otra son cada vez más breves.

Aunque el útero es un músculo de movimientos involuntarios –como el corazón o el estómago–, se ve afectado por las emociones. De la misma manera que notáis que los latidos del corazón se os aceleran cuando tenéis miedo u os enfadáis, o que el estómago se os contrae si estáis muy nerviosas, el útero también reacciona a la ansiedad. Si os ponéis muy tensas, el útero puede contraerse repetidamente, sin que por desgracia eso tenga ningún efecto. Una buena comprensión del proceso del parto os será de gran ayuda para saber cómo comportaros en cada fase. Os ayudará a evitar un exceso de tensión, que no haría más que poner trabas al trabajo efectivo de vuestro cuerpo. Estos conocimientos también os serán útiles a la hora de describir con claridad la situación, cuando llaméis a la comadrona o al médico para avisarles de que ha empezado el parto. El médico os dará instrucciones precisas respecto a cuándo quiere que le llaméis o que vayáis al hospital.

ROTURA DE LA BOLSA DE AGUAS

La rotura de aguas, es decir, el desgarro de las membranas que contienen el líquido amniótico en el que el bebé ha vivido durante el embarazo, puede ocurrir en cualquier momento durante el parto. Puede que notéis un goteo lento o un súbito chorro de líquido. El líquido amniótico es fácil de distinguir de la orina porque es transparente. Quizás notéis que hacia el final del embarazo a veces tenéis dificultades para retener la orina. Un estornudo, una carcajada o una tos pueden hacer que se escapen unas gotas, pero siempre se puede controlar, mientras que si las membranas se han desgarrado no hay manera posible de detener el flujo de líquido, por mucho que se contraigan los músculos; es una señal segura de que estáis perdiendo líquido amniótico y no orina. (Dado que podéis romper aguas mientras dormís, es conveniente que una semana antes del día que cumplís pongáis un plástico o un empapador en el colchón.)

El médico os habrá dado instrucciones para que lo llaméis en cuanto rompáis aguas. En general, el nacimiento se produce en las siguientes 24 o 36 horas. El médico o la comadrona también os habrá dicho cuándo debéis acudir al hospital. Las contracciones no siempre se establecen espontáneamente a raíz del desgarramiento de las membranas. En el caso de que transcurridas algunas horas no hayan empezado, el médico os pedirá que vayáis al hospital a fin de induciros el parto con una hormona llamada oxitocina. Se administra por vía intravenosa y provoca contracciones rápidas y potentes. De hecho, más seguidas y más intensas que en un parto que siguiera su curso normal (u «orgánico», como yo prefiero llamarlo). Así que deberéis estar alerta si el parto va a ser inducido. Estoy segura de que lo sobrellevaréis sin problemas, pero es importante que sepáis que la oxitocina suele incrementar la intensidad de las contracciones de forma considerable, a fin de estar física y mentalmente preparadas para ese tipo de parto.

La rotura de las membranas es absolutamente indolora y la pérdida del líquido amniótico no se produce en ningún momento concreto. A veces, el médico tiene que romper la bolsa de aguas artificialmente durante el parto.

Aunque rompáis aguas en la fase más temprana del parto, no hay peligro de que tengáis un «parto seco». De hecho, el líquido que se pierde al iniciarse el parto no es más que la pequeña cantidad contenida entre el cuello del útero y el lugar en que se encuentra el diámetro más amplio de la cabeza del bebé. El líquido queda retenido en su mayor parte por el tapón que constituyen la cabeza y los hombros del feto. Tampoco os preocupéis si seguís teniendo pérdidas de vez en cuando, sobre todo si es durante una contracción. El útero produce agua de forma continua, por lo que no faltará líquido que proteja al bebé y que le ayude a salir en el momento definitivo. Por lo general, el líquido amniótico es semejante al agua, transparente y sin ningún olor particular. Sin embargo, a veces adquiere un tono marrón o verdoso. Si se diera el caso, avisad de inmediato a la comadrona o al médico. La razón de esta coloración es que parte del meconio ha pasado al líquido amniótico que lo envuelve. El meconio, una sustancia negruzca y viscosa, es el primer contenido del intestino del bebé. Si el líquido amniótico es oscuro el médico o la comadrona querrán tomar precauciones y someteros a una atenta observación. De todos modos, no debéis alarmaros; si lo menciono aquí es porque es algo que vosotras mismas podéis detectar y comunicárselo a la persona oportuna.

QUÉ HACER CUANDO EMPIEZAN LAS CONTRACCIONES

Si las contracciones empiezan de noche, son suaves y se presentan separadas por largos intervalos, intentad descansar todo lo que podáis. Dormid entre una y otra, tanto como os sea posible, para estar descansadas cuando la actividad del parto se incremente y requiera toda vuestra atención. Podéis estar seguras de que si las contracciones son intensas y efectivas no os dejarán dormir, así que de momento aprovechad para descansar y olvidaos de que el parto ha empezado.

Sin embargo, es fácil que os sea imposible conciliar el sueño. Es bastante comprensible. Después de todo, lleváis muchos meses esperando con ansiedad este momento pero, aun así, no es nada conveniente que permanezcáis despiertas en la cama. Levantaos y tomad un relajante baño de agua tibia o, si ya habéis roto aguas, una ducha. Luego id a la cocina, preparaos un té y tomáoslo con mucha azúcar o miel. El té es un estimulante y el azúcar proporciona energía rápida. Si, después de toda esta actividad, notáis que el parto progresa –las contracciones son más frecuentes e intensas– tendréis que permanecer despiertas. Por otra parte, si veis que las contracciones se calman y no advertís ningún cambio, regresad a la cama e intentad dormir. Es probable que os sintáis bastante cansadas a esas horas de la noche y, una vez que hayáis comprobado que sois capaces de mantener el control de la situación, no tardaréis en recuperar el sueño. No despertéis a vuestra pareja hasta que necesitéis su ayuda. Le será más fácil desempeñar su papel si ha descansado bien.

Si el parto empieza durante el día, interrumpid la ingestión de comidas o bebidas. De todos modos, tened preparados en la nevera algunos alimentos ligeros para el caso de que os sintáis hambrientas; caldo, zumos, galletitas saladas, yogur o sorbetes son alimentos adecuados para engañar un poco el estómago si el parto se prolonga. La leche es un compuesto de difícil digestión una vez que se ha iniciado el parto, por lo que es mejor que no toméis más.

En el momento en que las contracciones empiecen a ser realmente efectivas cesa de forma automática la actividad del aparato digestivo. Cualquier cosa que hayáis comido queda en el estómago sin digerir. Seguro que en las últimas semanas previas al parto ya habéis tenido alguna mala experiencia debida a una comida excesivamente copiosa. El problema no es más que una falta de espacio. Imaginaos lo que ocurre cuando además el estómago deja de trabajar. Si el estómago está lleno, podéis tener vómitos durante el parto. Y si por la razón que sea os han de administrar anestesia por inhalación, será mucho menos desagradable si tenéis el estómago vacío.

Os sugiero que, a partir de una o dos semanas antes de cumplir, hagáis la última comida del día no más tarde de las nueve o nueve y media de la noche y que evitéis levantaros a picar algo durante la noche.

Cuando las contracciones empiecen, no os acostéis. Si la noche anterior habéis dormido bien, proseguid con vuestras actividades cotidianas pero evitad cansaros. Si vuestra pareja ya se ha ido al trabajo, decidle que vuelva. Es preferible que esté a vuestro lado y no tengáis que preocuparos por si llegará a tiempo para llevaros al hospital.

Dad un paseo, id al cine o a visitar a los amigos, pero no les digáis que estáis en la primera fase del parto, ya que sólo conseguiréis que se pongan nerviosos. También puede ser buena idea celebrar el próximo nacimiento tomando una copa. El licor o el vino os ayudará a determinar si ha empezado el parto propiamente dicho. Si el útero sólo está practicando, el alcohol lo calmará. Con una copa hay bastante. En caso de que sea una falsa alarma o estéis en una fase muy temprana, distenderá la musculatura uterina y las contracciones disminuirán. Si se trata del parto real, el alcohol sólo conseguirá relajaros un poco. Si la copa no os apetece, variad vuestras actividades (pasead un poco si lleváis un rato sentadas), observad los cambios en vuestro cuerpo y seguid las instrucciones del médico respecto al momento en que debéis acudir al hospital.

No acompañéis las contracciones con ningún tipo de ritmo respiratorio deliberado hasta que sintáis una imperiosa necesidad de hacerlo. Mientras podáis andar o hablar durante la contracción, no hay necesidad de usar ninguna técnica de respiración. Es fácil que os sintáis tentadas de empezar a controlar la respiración demasiado pronto, por puro entusiasmo y por la alegría de saber que se acerca ese momento tan esperado, pero el parto se os puede hacer eterno si empezáis a intervenir antes de tiempo. Os cansaréis innecesariamente y malgastaréis una energía preciosa que luego podríais echar en falta, cuando el parto progrese y las contracciones requieran vuestra máxima concentración para controlarlas. Recordad siempre que es preciso canalizar la energías y que, desde el principio hasta el final del parto, deberéis utilizar las técnicas aprendidas con deliberación y una gran dosis de disciplina.

VISITA AL HOSPITAL Y PREPARACIÓN DEL EQUIPAJE

No está de más hacer una visita anticipada al hospital o a la maternidad, aunque sólo sea para aprender el camino y saber dónde están situadas la puerta de entrada nocturna y la ventanilla de admisiones, y ver las salas de dilatación, el paritorio, la sala nido y la habitación en la que os instalaréis cuando haya nacido el niño. En algunos centros organizan visitas guiadas para las embarazadas y sus parejas. Pedid información a vuestro médico o llamad por teléfono al departamento de obstetricia del hospital.

No os preocupéis si os informan de algunas rutinas hospitalarias de las que nada sabíais hasta entonces. Cada médico tiene su manera particular de conducir los partos y no es raro que se aparte de las costumbres establecidas, pero si os ha surgido alguna duda durante la visita, no dejéis de comentarla con vuestro médico o comadrona.

Haced la maleta al menos dos semanas antes del día en que cumpláis. Si vais a amamantar al niño, llevaos dos sujetadores de lactante pero procurad que no sean de los que tienen almohadillas protectoras, ya que suelen ser de un material plástico que impide la ventilación. En el hospital os darán gasas para proteger el pecho. (Ese tipo de gasas se vende en cualquier farmacia, pero una vez en casa os puede salir más barato utilizar paños o hacer trozos de una sábana.) Poned en la maleta dos o tres camisones cortos, una bata y unas zapatillas, y si vais a dar de mamar, no olvidéis comprar camisones que se abran por delante. Así podréis alimentar al niño sin tener que desnudaros cada vez. Allí os darán compresas sanitarias; no utilicéis tampones hasta que paséis el reconocimiento posparto y el médico os dé permiso. Meted los pañales y la ropa del niño en una bolsa aparte. Preparad la ropa que os penséis poner al volver a casa y evitaréis que vuestra pareja tenga que ponerse a revolver cajones y armarios en el último minuto, pero no esperéis que os vayan bien las prendas ajustadas que hace tantos meses abandonasteis.

LA BOLSA PARA EL PARTO

¿Os acordáis de la bolsa que os dije que prepararíamos para ir al hospital? Hagamos a continuación una lista de lo que es recomendable llevar.

1. Un poco de comida para vuestra pareja o acompañante, sobre todo si os ponéis de parto por la noche. En muy pocos hospitales tienen servicio nocturno de restaurante, y es probable que a vuestra pareja le entre un hambre feroz durante las largas horas que pase trabajando a vuestro lado. Por suerte, vosotras no sentiréis hambre y tampoco os permitirían comer si así fuera, pero una vez que hayáis dado a luz, es fácil que estéis hambrientas, así que pedid a vuestra pareja que os deje algún bocadillo.

2. Pirulís de caramelo para chupar, entre contracción y contracción, si la boca se os reseca debido a la rápida respiración superficial. En general, durante el parto no os

dejarán beber agua, aunque quizás os proporcionen un poco de hielo picado u os permitan enjuagaros la boca. El pirulí de caramelo os aliviará un poco y el aporte de azúcar puede ser beneficioso.

3. Una manopla de baño o una esponja pequeña. Vuestra pareja la puede humedecer y refrescaros la cara, e incluso podéis sorber un poco de agua de la esponja si tenéis la boca demasiado pastosa.

4. Una barra de crema de cacao. Los labios suelen resecarse durante el parto y el pintalabios normalmente no es lo bastante graso para lubricarlos bien. La crema de cacao tarda más en irse y os proporcionará cierto alivio.

5. Una bolsa de papel pequeña para respirar en su interior en caso de que hiperventiléis.

6. Un bote de polvos de talco o una loción, para que no se os irrite la piel con el masaje del abdomen o de cualquier otra parte del cuerpo.

7. Un par de pelotas de tenis, o un rodillo de amasar, para aplicar presión en la espalda en caso de que el bebé se coloque en posición posterior.

8. Un recipiente hermético con agua congelada para aplicar como compresa fría en la zona lumbar y aliviar el dolor de espalda, también en el caso de que el niño se coloque en posición posterior.

9. Un limón o un aerosol para combatir el mal aliento.

10. Calcetines gruesos, del tipo que utilizan los bailarines. Los pies suelen entumecerse y quedarse muy fríos durante el parto, debido a que la sangre afluye a la zona pélvica.

11. Cualquier otra cosa que penséis que os puede resultar práctica o agradable, como una foto para concentraros en ella, o algo cuya visión os reconforte.

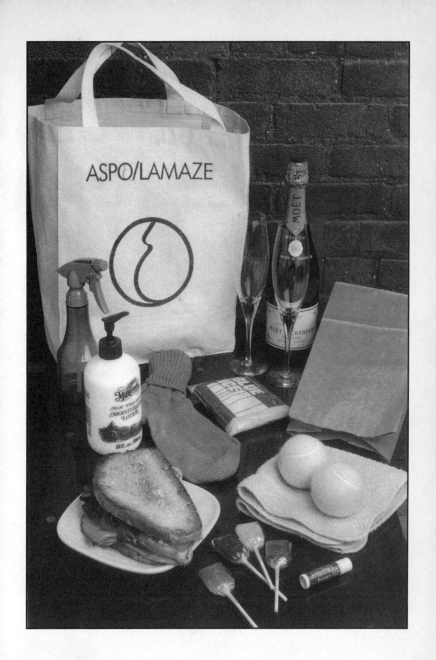

No metáis la bolsa para el parto en la maleta, ya que suelen llevarla inmediatamente a la habitación que ocuparéis cuando hayáis dado a luz. Llevadla aparte o dádsela a vuestra pareja para que os la traiga a la sala de dilatación.

Algunas parejas incluyen una botella de vino o de cava para celebrar el nacimiento con el personal del hospital. No está de más incluir unos cuantos vasos de plástico, que siempre faltan en los hospitales. Al llegar, pide que la pongan a enfriar para que en el momento oportuno esté en su punto.

LA LLEGADA AL HOSPITAL

Cuando lleguéis al hospital, lo primero que tendréis que hacer es pasar por la ventanilla de admisiones. En algunos centros, vuestra pareja lo puede hacer por vosotras e incluso dejan que os registréis unas semanas antes del ingreso. Aseguraos de llevar los papeles del seguro que podáis necesitar y, si es necesario, el talonario de cheques. En algunas clínicas piden que se pague un depósito al ingresar, si no se ha hecho con anticipación. Como es natural, nunca se negarán a admitiros, pero os ahorraréis problemas inoportunos si lo tenéis todo en regla.

Si tuvierais una contracción mientras rellenáis los formularios, no dudéis en hacer esperar al encargado de atenderos mientras la controláis con la técnica de respiración apropiada hasta que termine. No tenéis por qué avergonzaros si dejáis el bolígrafo a medio formulario; después de todo, sois vosotras las que estáis de parto y no la persona que espera sentada detrás de la mesa.

Aseguraos previamente de que vuestra pareja pueda permanecer a vuestro lado cuando os lleven a la sala de dilatación. En un pasado reciente, lo normal era que os separaran nada más ingresar y que no os pudierais reunir hasta después de pasar todos los reconocimientos y preparaciones necesarios. En algunos centros, todavía intentan separar a la pareja en el momento del ingreso, así que lo más conveniente es que habléis antes con vuestro médico y os evitéis discusiones poco oportunas. La dirección de la mayoría de las maternidades ha comprendido que el ingreso en un centro hospitalario para tener un hijo suele ser un mal trago. Una estancia en el hospital siempre es una experiencia angustiosa, pero os confortará tener a vuestro compañero al lado, no sólo en el paritorio, sino desde el primer momento, mientras os examinan, preparan e instalan en la sala de dilatación.

Os pedirán que os desnudéis y pongáis un camisón de hospital, que suele ser corto y abrochado por detrás. No es muy atractivo pero sí bastante práctico. Una enfermera os pedirá una muestra de orina y os tomará la temperatura y la presión arterial. Vuestro médico, o el que esté de guardia, vendrá a examinaros. Escuchará el corazón del feto y os examinará los pulmones y el corazón. También os preguntará cuándo han empezado las contracciones, si habéis roto aguas, qué y cuándo habéis comido por última vez, etc. En muchos hospitales, toman una muestra de sangre para comprobar el tipo, aunque vuestro médico ya lo haya hecho en una de las visitas prenatales. Luego os harán un reconocimiento interno, por vía rectal o vaginal. Mientras os examinan, tendréis que echaros de espaldas y respirar profundamente con la boca abierta. El primer reconocimiento interno será de gran importancia para vosotras. Es el primer hito en el camino hacia el nacimiento de vuestro hijo. Probablemente para entonces ya habréis pasado varias horas de parto en casa y, sin duda, estaréis ansiosas de saber los progresos que hayáis hecho hasta el momento. Tanto os pueden reconocer durante una contracción como en el intervalo de descanso. No dudéis en preguntar en qué punto del borrado o de la dilatación os encontráis. Vuestro médico no dejará de comunicaros los progresos, pero no debería sorprenderos que el médico de guardia se muestre reticente a daros esa información. No os conoce personalmente y no sabe lo bien preparadas que estáis para el parto y la expulsión.

Después del reconocimiento, vendrán a rasuraros. De todos modos, hay centros en los que han cambiado este tipo de preparación y aunque afeitan el vello anal, el vello púbico sólo lo recortan. En otros, ya no rasuran ni administran enemas. Informad con antelación a vuestro médico si preferís este tipo de rasurado parcial, o si no queréis que os rasuren en absoluto.

Es recomendable hablar con la enfermera antes de que empiece a atenderos y decirle que vais a utilizar el método Lamaze. Pedidle que no os interrumpa cuando estéis utilizando una técnica de respiración y explicadle que en cuanto la contracción haya pasado contestaréis con gusto a cualquier pregunta. En general, las enfermeras demostrarán una actitud de comprensión y apoyo, y admirarán vuestra capacidad para mantener el control con tanta eficacia.

También os administrarán un enema si el médico así lo ha prescrito. Es frecuente que las mujeres tengan deposiciones muy sueltas al principio del parto. Si fuera vuestro caso, informad a la comadrona o al médico para que no os pongan el enema. Los enemas no son fáciles de aceptar ni en los mejores momentos, y si podéis evitarlos en el parto os sentiréis más cómodas. No obstante, si habéis notado que estabais restreñidas justo antes de que empezara el parto o durante la primera fase, el enema os sentará bien, ya que libera espacio. Mientras os lo administran, respirad profundamente por la boca. En muchos hospitales, dejan que se expulse en el retrete, pero en otros os darán un orinal. Si tuvierais que expulsar el enema en un orinal, pedid que lo coloquen en el borde de la cama y que pongan una silla debajo para que podáis apoyar los pies y sentaros erguidas. Las camas de hospital son altas y no es difícil poner una silla debajo. En cambio, es mucho más cómodo expulsar el enema sentada que con un orinal en el centro de la cama. Permaneced en el retrete o en el orinal por lo menos veinte minutos. Si no os tomais el tiempo suficiente, os podéis encontrar con que en las contracciones subsiguientes expulsáis más heces y tenéis que pedir otro orinal. No dejéis que nadie os dé prisa y continuad utilizando las técnicas de respiración cada vez que tengáis una contracción.

Pedid a la enfermera que llame a vuestra pareja, si ha salido mientras os ponían el enema. (Si sabéis de antemano que no dejarán que vuestro acompañante permanezca con vosotras durante la preparación, advertidle de que el período de espera mientras os examinan y os preparan puede ser de entre tres cuartos de hora y una hora. De otro modo, se le puede hacer muy larga la espera y es fácil que se preocupe innecesariamente o que crea que le han olvidado.)

Recordad a vuestra pareja que se traiga un bocadillo o unas galletas para comer en el hospital. Es muy posible que se sienta hambriento durante el parto y se encuentre con que es de noche y todas las cafeterías están cerradas, o quizás no desee dejaros solas ni siquiera la media hora necesaria para tomar un tentempié. En cambio, no importa que vosotras sintáis hambre, porque no os dejarán comer nada durante el parto.

Pedid a algún miembro del personal que os levante la cama hasta el ángulo que más os convenga. Tendréis que probar distintas posiciones antes de encontrar la que os sea más cómoda. No dudéis en pedir otra almohada en caso de que la necesitéis y, si os habéis traído alguna de casa, es el momento de sacarla y relajaros en la medida de lo posible. La mayoría de las mujeres están más cómodas sentadas con la espalda recta. Respiran mejor y psicológicamente sienten que dominan mejor la situación. Sólo es necesario que os acostéis cuando el médico os haga un reconocimiento, o si por las circunstancias de vuestro parto decide que os conviene más esa postura.

LA RESPIRACIÓN DURANTE EL PARTO

Recordad que ningún parto se ajusta de forma exacta a las descripciones de los libros. Sencillamente, no se puede saber previamente qué tipo de respiración será mejor que utilicéis en cada momento. La gran ventaja del método Lamaze es que os proporciona distintas técnicas, que podéis utilizar según lo requieran las circunstancias. No os imaginéis una secuencia demasiado estricta, que os impida reaccionar a las sensaciones reales que notéis en el momento. No hay un parto igual a otro y vuestro cometido es adaptaros a él a medida que progresa. De todos modos, hay algunas reglas fundamentales que debéis recordar:

1. No empecéis a controlar la respiración hasta que no sintáis una necesidad perentoria.

2. Seguid con la respiración lenta, de pecho, mientras podáis. Es mucho menos cansada que la respiración rápida y superficial.

3. Si notáis las contracciones en la espalda, pedid a vuestra pareja o a la enfermera que os presione en la zona lumbar. Si es necesario, vosotras mismas podéis daros un masaje en la espalda o presionar con los puños. Cambiad de posición para aliviar el malestar:

   a. Sentaos rectas y echaos un poco hacia delante para que el peso del bebé no recaiga en la espalda.
   b. Acostaos de lado, con las piernas flexionadas y separadas. Poned una almohada que os sostenga el vientre y

la rodilla de la pierna que haya quedado arriba a fin de que no se os tense la musculatura de los muslos.

c. Adoptad la posición de «rodillas y pecho» para descargar la espalda.

d. Arrodillaos en la cama y apoyad los brazos en la cabecera levantada de la cama.

4. Pedid a vuestra pareja que os ayude a manteneros relajadas. Puesto que os conoce bien, puede ver cuándo se os tensan los brazos, las piernas, los hombros o la cara. Comprobaréis hasta qué punto es útil el entrenamiento doméstico, cuando veáis que os relajáis de forma automática en respuesta a sus señales, sin contar con que tendréis la satisfacción de trabajar juntos en una tarea difícil.

5. Pedid a vuestro acompañante que cronometre las contracciones y anuncie en voz alta los intervalos; 15..., 30..., 45 segundos. De esta manera las contracciones quedarán definidas y delimitadas. Cuando os avise de que han transcurrido 45 segundos, sabréis que la contracción no puede prolongarse mucho más. La inspiración-espiración de limpieza que haréis al principio será la señal para que empiece a contar el tiempo. Se puede dar la circunstancia de que no sepáis exactamente cuándo empieza cada contracción. En tal caso, vuestra pareja os puede ayudar poniendo la mano en la zona que corresponde al extremo superior del útero. Es fácil que note la tensión del útero antes de que vosotras sintáis el dolor. Cuando os dé la señal, ya podéis hacer la inspiración-espiración de limpieza y seguir con la técnica de respiración adecuada. Vuestra pareja debería daros ánimos, al tiempo que se asegura de que los nervios no os traicionan y mantenéis el control. Todas necesitamos sentirnos queridas y apoyadas durante el parto, y con más razón si estamos despiertas y participamos activamente en el nacimiento.

EL MONITOR FETAL

Es bastante frecuente el uso de un monitor fetal, externo o interno, casi desde el momento del ingreso. Sirve para controlar los latidos del feto en todo momento y, al mismo tiempo, mide la intensidad de las contracciones, que refleja en el papel mediante un marcador que dibuja una curva. El monitor externo se sujeta al vientre con dos cinturones anchos y elásticos de tejido de punto. Dificultan un poco el masaje, que tendréis que limitar a la parte inferior del abdomen, donde de todos modos es más beneficioso. El monitor interno se conecta mediante un pequeño electrodo al bebé, una vez que se han roto las membranas.

Creo interesante hacer algunos comentarios adicionales sobre el monitor fetal. Se trata de un aparato electrónico diseñado con el objetivo de incrementar la seguridad del bebé durante el parto, ya que señala al personal médico la dirección en que deben actuar en caso de que se produzcan irregularidades en el ritmo cardíaco del feto.

Es un instrumento de inestimable valor para las madres y bebés de alto riesgo. Si os lo conectaran, aunque no estéis dentro del grupo considerado de riesgo, utilizadlo como indicador del inicio y final de la contracción, así como de su intensidad. Os ayudará a seguir el ritmo de las contracciones y a cogerlas a tiempo con las técnicas de respiración; en otras palabras, a capear el temporal. Podréis observar el papel de registro a medida que sale de la máquina, siguiendo la trayectoria del marcador que dibuja la curva exacta de la contracción uterina. Observaréis que el aparato registra las contracciones antes de que vosotras seáis realmente conscientes de ellas.

Si, en una visita previa, comentáis con vuestro médico o comadrona la utilización del monitor fetal, es posible que os digan que es opcional siempre que el parto se desarrolle sin contratiempos, o que puede conectarse cada cierto tiempo para verificar lo que cualquier enfermera o médico experimentado es capaz de diagnosticar, con sólo escuchar el corazón fetal y utilizar su experiencia clínica. Las máquinas suelen estropearse y no son tan fiables como el oído humano. Por otra parte, el hecho de estar conectadas a una máquina limita vuestros movimientos, cuando precisamente la opinión general es que los cambios de postura e incluso los paseos estimulan las contracciones uterinas.

Es importante que orinéis cada vez que sintáis ganas durante la primera etapa del parto. La acumulación de orina puede ser muy incómoda y una vejiga llena ocupa un espacio precioso en la cavidad abdominal. Podéis tener dificultades para orinar, si la vejiga está demasiado llena o el útero ejerce mucha presión sobre ella cuando el bebé desciende. Si no os han medicado, vuestra pareja os puede acompañar al baño, pero si estáis sedadas, pedid un orinal a la enfermera. Igualmente, tendréis que utilizar un orinal si os han conectado a un monitor fetal u os han puesto un goteo intravenoso en el brazo.

Vuestro médico o comadrona os examinará de forma periódica durante el parto, a fin de determinar los progresos que vayáis haciendo. Acordaos de preguntar hasta dónde habéis llegado después de cada reconocimiento. Si sabéis cuántos centímetros habéis dilatado, os podréis hacer una idea aproximada del punto en que os encontráis. De tanto en tanto, una enfermera escuchará el corazón del feto o mirará el monitor fetal y os tomará la presión. Estas escuchas tienen una gran importancia, ya que son el único medio de que disponen el médico y la enfermera para estar en contacto con vuestro hijo y asegurarse de que todo va bien.

LA MEDICACIÓN

Si en algún momento preferís que os administren algún medicamento o sedante, no dudéis en pedirlo. Vuestro médico os prescribirá gustoso cualquier cosa que os pueda aliviar, dentro de los márgenes de seguridad. Si en algún momento os indica la conveniencia del uso de algún fármaco, sin duda será porque existen buenas razones para tomar esa decisión y estoy segura de que os la explicará y comentará.

Habréis tenido muchos meses para comentar con vuestro médico la decisión de participar activamente en el parto y nacimiento de vuestro hijo. Cualquier fármaco que entonces decida administraros será en beneficio de la salud del bebé y de vuestra propia seguridad. En la actualidad, suelen utilizarse dos tipos de fármacos:

1. Analgésicos.
2. Anestésicos.

Analgésicos: el que se usa más comúnmente es la codeína, un compuesto sintético de la familia de la morfina. Se administra por vía intravenosa y sólo puede inyectarse en la primera etapa del parto y, por lo general, no antes de que el cuello del útero se haya dilatado un mínimo de cinco centímetros. Tampoco es recomendable en la fase final de la primera etapa del parto, ya que el bebé nacería poco tiempo después de la administración del fármaco y podría tener dificultades para metabolizarlo. La codeína suele utilizarse en combinación con un tranquilizante, que potencia la acción de la codeína, lo que significa que puede reducirse la dosis de codeína y obtener el mismo efecto.

La acción tranquilizante de la codeína no reduce mucho el dolor pero facilita la relajación entre contracciones. El efecto que ejerce sobre el bebé es similar al que tiene en la madre, por lo que se administra con gran prudencia y en dosis comparativamente reducidas.

Anestésicos: el tratamiento contra el dolor, utilizado hoy en día de forma preferente, es una anestesia local administrada en el espacio epidural de la columna vertebral. Tiene la propiedad de bloquear los nervios sensitivos, desde las caderas hasta los pies, sin afectar el estado de conciencia. La madre permanece despierta y es capaz de acoger a su hijo inmediatamente después del nacimiento.

Uno de los inconvenientes, sin embargo, es que dificulta la acción de empujar para expulsar al bebé. En general, es necesaria una resistencia para empujar con fuerza, pero en ese caso sería como si se empujara una pluma. La falta de sensibilidad de caderas para abajo hace necesaria la ayuda externa. Para hacer que el niño descienda, el médico puede ejercer presión sobre la parte superior del abdomen, en la zona que corresponde al fondo del útero. Otra posibilidad es dejar que la anestesia epidural se desvanezca cuando la dilatación ya es casi completa, de manera que la madre pueda contribuir activamente a la expulsión del niño. Otra desventaja de la anestesia epidural es que la presión sanguínea de la madre puede descender bruscamente. Naturalmente, el descenso puede contrarrestarse de inmediato, pero sería mejor que no tuviese lugar. Una de las formas de prevenir la caída súbita de la presión sanguínea es administrar a la madre una solución con glucosa mediante goteo intravenoso.

LA CESÁREA

Si el parto se complica o se prolonga de forma excesiva, suele considerarse que el nacimiento por cesárea beneficia al bebé. La decisión corresponde al médico, pero antes debe discutir con vosotras sus puntos de vista y las distintas opciones. En general se realiza bajo anestesia local, y en la mayoría de hospitales, si la pareja así lo desea, puede permanecer junto a la madre durante el nacimiento. Su función es hablaros y dar ánimos mientras dura el proceso. Puede distraeros, confortaros y finalmente abrazaros, a vosotras y al recién nacido.

La mayoría de las cesáreas no son operaciones de urgencia, sino que se practican tras una minuciosa consideración de las ventajas y los riesgos. Las razones más frecuentes que aconsejan una cesárea son:

1. Ausencia de progresos en el parto.

2. Desproporción cefálica; es decir, el cráneo del feto es demasiado grande para atravesar el canal del parto.

3. Fluctuaciones importantes en el ritmo cardíaco fetal.

En todos estos casos, lo más probable es que el médico deje continuar el parto durante bastante tiempo antes de decidir practicar una cesárea. Por ejemplo, si el ritmo cardíaco del feto es irregular, puede que os pida que os echéis de lado o que os administren oxígeno antes de tomar la decisión de operar.

Hay otras razones que pueden hacer necesaria una cesárea, en bien de la salud tanto del niño como de la madre, como son:

1. Herpes activo.

2. Presentación de nalgas.

3. Enfermedad cardíaca de la madre.

4. Diabetes de la madre.

Algunas emergencias, por suerte infrecuentes, pueden ser:

1. Hemorragia de la madre.

2. Persistencia de una frecuencia cardíaca fetal muy lenta.

3. *Abruptio placentae* (desprendimiento y expulsión de la placenta prematuramente).

La extracción del bebé en una operación de cesárea se produce en cuestión de cinco minutos, pero la reparación de los tejidos seccionados requiere un mínimo de tres cuartos de hora. Actualmente, la incisión suele ser horizontal (en la línea del biquini), no sólo por razones estéticas, sino debido a que es el área más resistente del músculo uterino y aumenta las posibilidades de que en los embarazos subsiguientes el parto sea vaginal.

Aun en el caso de necesitar una cesárea, el entrenamiento que habéis llevado a cabo no habrá sido en vano. La capacidad de relajación y la utilización de las técnicas respiratorias durante la primera fase del posparto os serán de gran ayuda.

CUÁNDO Y CÓMO EMPUJAR

Si esperáis vuestro primer hijo, es probable que permanezcáis en la sala de dilatación durante la segunda etapa del parto, o expulsión del bebé. Tal como hemos comentado, *no debéis empujar* antes de que el médico o la comadrona os dé permiso. Si habéis olvidado cómo hacerlo, dejad que vuestra pareja marque la pauta. Por lo general, no harán falta más de dos o tres contracciones expulsivas para que recordéis el método aprendido. No olvidéis llevar las almohadas al paritorio para incorporar la cabeza y la espalda en la camilla.

Aunque la creencia general sea que todas las mujeres sienten un impulso irreprimible de empujar en cuanto están totalmente dilatadas, no siempre es así. La mayoría de las parturientas siente un fuerte deseo de empujar, pero la experiencia me dice que la intensidad de dicho impulso varía de una mujer a otra, y algunas mujeres no lo sienten en absoluto, lo que puede deberse a la posición o a la rotación del feto. En el caso de que descubráis que pertenecéis al grupo de las que no experimentan deseos de empujar, cuando el médico os inste a hacerlo en la siguiente contracción, no respondáis diciendo que todavía no sentís ganas. Seguid las instrucciones del médico sin discutir y utilizad la técnica de empuje en la siguiente contracción, sin darle más importancia a la ausencia de impulso.

Dependiendo de las instalaciones del centro al que acudáis, vuestra pareja tendrá más o menos libertad de movimientos. De todos modos, la organización de los paritorios tradicionales exige que lleve una bata y un gorro estériles, y que se ponga una mascarilla. Le pedirán que se coloque en la cabecera de la camilla y que no se mueva de allí a no ser que así se lo indique el médico. Os cubrirán con paños estériles que, como ya sabéis, no debéis tocar bajo ningún concepto. Lo mejor es que pongáis las manos en las barras o estribos y no las mováis de allí. Antes de que empecéis a empujar en la camilla del paritorio, os pondrán algún desinfectante en el área del pubis. Suele estar muy frío, pero no es más que una refrescante sorpresa.

EL NACIMIENTO

Cuando todo esté preparado, el médico os dará la señal de empezar a empujar. Recordad que debéis jadear y soplar cada vez que os pida que dejéis de empujar. De esta manera le daréis tiempo para hacer girar ligeramente la cabeza y facilitar así la salida de los hombros. El resto del cuerpo se desliza entonces con facilidad y el médico lo recibe en sus manos.

Habéis dado a luz a vuestro hijo. Para ayudarle a iniciar la respiración, el médico o la comadrona le extraerá con suavidad la mucosidad de la boca y la nariz, y por primera vez le oiréis llorar o gemir cuando empiece a respirar por sí mismo.

El aspecto de los niños al nacer dista de ser limpio e inmaculado. El recién nacido está mojado y tiene la piel arrugada. El cuerpo y la cabeza suelen estar cubiertos de una sustancia cremosa de color blancuzco llamada «vérnix», que lo protege mientras crece en el útero. Durante unos segundos tiene la piel de color azul grisáceo, hasta que empieza a llorar y adquiere un tono rosado. Los bebés de raza negra tienen la piel muy clara al nacer y luego se pigmentan gradualmente.

El médico os pondrá al niño sobre el abdomen. Recordad que es un área estéril y, por tanto, muy adecuada para colocar al recién nacido mientras se pinza y se corta el cordón umbilical, pero todavía es necesario que mantengáis las manos alejadas de los paños y esperéis un poco antes de cogerlo.

Una vez cortado el cordón, operación que no entraña dolor ni para vosotras ni para el niño, la enfermera arropa al niño y lo coloca en una especie de barreño que lo mantiene en una posición ligeramente erguida, a fin de ayudarle a expulsar la mucosidad y facilitarle la respiración. Os pondrán una pulsera de plástico para identificaros, a vosotras y al niño. Es posible que también os tomen las huellas dactilares y hagan lo mismo con las plantas de los pies del bebé, al que también pondrán unas gotas de nitrato de plata o de ungüento antibiótico en los ojos, o bien le inyectarán penicilina.

Un buen número de médicos y enfermeras han adoptado las ideas del Dr. Laboyer, compartidas también por un nutrido grupo de padres. La esencia de sus puntos de vista queda resumida en la frase «el recién nacido es una persona». En consecuencia, se amortiguan las luces del paritorio y sólo se deja una lámpara potente enfocada al suelo pélvico de la madre. Se deja que el niño permanezca sobre el abdomen de la madre durante un largo espacio de tiempo, de manera que le pueda acariciar, masajearle la espalda y establecer contacto visual.

El bebé es capaz de distinguir formas a unos 30 centímetros de distancia. Sus ojos os buscarán y podréis iniciar vuestra relación mirándolo a los ojos, sosteniéndolo en los brazos y hablándole. Pensad que en sus primeros contactos con los padres, el bebé ya aprende a reconocerlos por su forma de cogerle, por el olor y por la voz.

Si os han instalado un goteo, introducirán una hormona que provoca que el útero se contraiga para expulsar más fácilmente la placenta. De no ser así, os la inyectarán por vía intravenosa. Dicha hormona impide que la hemorragia se prolongue y hace que el útero empiece a reducirse hasta su tamaño normal. Entretanto, puede que tengáis alguna otra contracción. El médico palpará el útero y decidirá si es el momento de expulsar la placenta (nuestra tercera etapa del parto). Es el momento de hacer el último esfuerzo y empujar con fuerza para hacer que la placenta salga. El médico os ayudará ejerciendo una suave presión sobre el abdomen. No tardaréis más de dos o tres minutos en expulsarla y, entonces, el trabajo duro habrá terminado.

Si os han practicado una episiotomía, ahora os limpiarán y procederán a reparar los tejidos con puntos de sutura. Mientras tanto, pedid que os dejen coger al bebé. Podéis tenerlo junto a vosotras y hablarle durante todo ese tiempo. También el padre puede cogerlo, tocarlo y acercároslo al pecho si deseáis darle de mamar en ese mismo momento.

El padre habrá estado a vuestro lado a lo largo de todo el proceso; os habrá hablado para distraeros o para daros ánimos, os habrá ayudado a incorporaros cuando empujabais y

GUÍA DEL PARTO PARA PADRES Y ACOMPAÑANTES

ETAPA	MADRE	PADRE O ACOMPAÑANTE
PRIMERA ETAPA DEL PARTO *1. Fase preliminar* Borrado y dilatación hasta 3-4 centímetros.	Gran excitación y nerviosismo. Tendencia a utilizar las técnicas respiratorias demasiado pronto. Posible rotura de aguas. Utilización de la primera técnica respiratoria si es necesaria.	• Se mantiene al lado de su pareja. Celebra el inicio del nacimiento del bebé. • La invita a dar un paseo o a continuar con las actividades normales, si el parto se inicia durante el día. • Propone a la madre que duerma y descanse si es de noche. Aunque el parto necesita su atención, no existe peligro en que se duerma: el descanso es fundamental. • La madre puede comer algo ligero. • Repasad las técnicas Lamaze una vez más. • Ayudadla a respirar con la primera técnica si es necesario. Cronometrad las contracciones.
2. Fase activa Dilatación hasta 8 centímetros.	Las contracciones empiezan a producirse a intervalos de menos de cinco minutos y requieren concentración. Cada vez habla y ríe menos. Utilización de las técnicas respiratorias primera y segunda.	• Cronometrad las contracciones. Anunciad en voz alta los intervalos de 15 segundos para ayudar a que parezca que las contracciones pasan más rápido. • Ayudadla a relajarse, tocándola si es necesario en los puntos donde acumula tensión. Animadla a cambiar de postura. • Llamad al médico o a la comadrona. Tened preparada la bolsa para el parto. Preparad el coche o llamad a un taxi para ir al hospital. • Seguid animando a la madre, elogiad sus esfuerzos y cuidad de que siga relajada. • Procurad que no respire demasiado rápido cuando adopte la segunda técnica respiratoria. Respirad con ella para marcar el ritmo. • Si le produce alivio, masajeadle el abdomen, la espalda o las piernas.
3. Transición Dilatación hasta 10 centímetros.	Pánico ante el sentimiento de no poder continuar. Irritabilidad, dolor de espalda	• Poned la máxima concentración en ayudarla y animarla. Recordadle que se acerca el final. Demostrad firmeza y serenidad.

SEGUNDA ETAPA

4. *Expulsión*
Desde la dilatación total hasta el nacimiento del bebé.

Impulsos de empujar, que se notan como si fueran una «fuerza interna». A menudo siente un gran alivio.

y ligera hemorragia. Puede tener náuseas o temblores. A veces se presenta el impulso de empujar. Tercera técnica respiratoria.

- Respirad con ella. Trabajad y concentraos en la contracción que se produce en aquel momento. No perdáis la concentración pensando en lo que sucederá luego. Esta fase dura aproximadamente una hora. Recordadle que todo esto lo hace por el bebé.
- Sostened la espalda de la madre y aplicadle presión. Refrescadle la cara con una esponja. Acariciadle las piernas suavemente pero con firmeza para eliminar la tensión. Animadla, diciéndole que lo está haciendo bien.

- Recordadle la técnica de empuje: sentarse sobre el coxis en un ángulo de 75°, recoger las piernas y cogerse las rodillas con los codos hacia fuera.
- Marcadle la pauta para empujar: inspira, espira, inspira, espira, inspira, suelta un poco de aire, deja la boca y la garganta abiertas, empuja aguantando la respiración, espira. Vuelve a inspirar, deja salir un poco de aire, empuja reteniendo el resto pero mantén la garganta abierta. Continúa hasta que pase la contracción.
- Avisadla cuando veáis que aparece la cabeza. Puede estar demasiado ocupada y distraerse. Sugeridle que mire por el espejo: es probable que empuje más fuerte cuando vea emerger al bebé.
- Nacimiento del niño.
- Éxtasis, alegría, amor. Agotamiento.
- Sentimiento de plenitud y admiración.

TERCERA ETAPA

5. Expulsión de la placenta.

Expulsión de la placenta. El médico o la comadrona pueden ayudar presionando el abdomen.

- Animadla a empujar activamente.

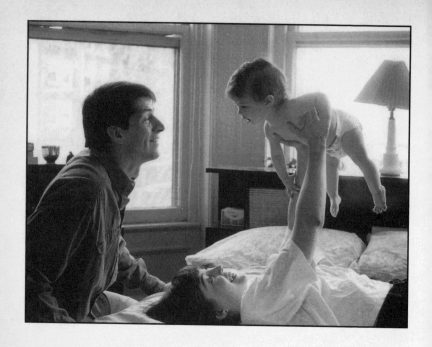

quizás habrá marcado el tiempo y la secuencia de las acciones para facilitaros la tarea. Quizás incluso os haya recordado cómo y cuándo empujar.

DESPUÉS DE DAR A LUZ

Durante unas dos horas después de dar a luz, estaréis bajo la observación de una enfermera. Os masajeará el abdomen de vez en cuando para asegurarse de que el útero se mantiene firme y quizás os enseñe cómo daros el masaje vosotras mismas.

Luego seréis llevadas a la cama de vuestra habitación. Probablemente sentiréis una alegría desbordante y quizás no durmáis mucho la primera noche después del parto. Os sentiréis orgullosas de vuestro hijo, de vosotras mismas, de vuestra pareja y de lo bien que habéis trabajado juntos.

De todos modos, todavía os queda algún trabajo que hacer. No olvidéis practicar los ejercicios de tonificación del suelo de la pelvis, que os ayudarán a recuperaros. Experimentaréis unas ligeras contracciones de continuación, que son un buen síntoma de que el útero se recupera y vuelve a su tamaño original. Este tipo de contracciones son más pronunciadas en el segundo, tercer o cuarto parto, ya que el útero tiene más dificultades para recuperar el tono muscular anterior al embarazo. Muchas mujeres notan estas contracciones cuando dan de mamar.

Ante todo, recordad que las contracciones se producen por un buen motivo: para que el útero recupere su tamaño normal. Son un síntoma de recuperación.

Vuestro hijo ha nacido. Sois parte de los miles de madres y padres que han decidido dar a luz activamente, en lugar de asistir de forma pasiva al nacimiento de su hijo. Con un esfuerzo de voluntad, os habéis preparado para dar el primer paso en el camino de una paternidad feliz.

EL RELATO DE UNA MADRE

POR PHYLIS FEINSTEIN

El parto no empezó con buen pie. El martes, a la una y media de la tarde, tuve el primer aviso de que el niño iba a nacer pronto. Apareció la muestra, pero ni rastro de contracciones ni nada que se le pareciera.

Esperé toda la tarde. Más o menos cada media hora sentía un pellizquito en la zona de la pelvis, pero tan breve e inconsistente que casi habría preferido no notarlo. Llamé a Richard, mi marido, unas doce veces a lo largo del día para decirle que aún no volviera a casa, aunque a continuación añadía que lo más probable era que empezara en cualquier momento.

Por alguna extraña razón, aquel martes no hubo electrodoméstico que no vinieran a reparar. A la lavadora le cambiaron el filtro, al microondas le pusieron una toma de tierra nueva, etc. Me pasé toda la tarde yendo a abrir la puerta y, aunque me sentía un poco aprensiva, estuve tranquila. Comprobé que lo tenía todo preparado para cuando empezara el parto: en la nevera encontré un bol de compota (por si tenía hambre durante la primera etapa del parto) y una fiambrera de plástico con estofado (para que Richard se lo llevara al hospital en un termo por si era él quien tenía hambre), vi que mi maleta estaba hecha y que la bolsa para el parto contenía todo lo que había pensado que pondría.

Por lo que respecta a la bolsa, había decidido que fuera particularmente bonita, con la idea de que cualquier detalle agradable sería bienvenido. La misma bolsa no era una de esas que te dan, sino de las de fantasía, de papel charol y de color rosa (profético). En su interior había puesto una manopla de baño nueva con un estampado de flores –azul (no profético)–, mis polvos de talco preferidos (gastamos casi todo el bote), una barra de crema de cacao, pirulís de caramelo y un enorme despertador, con el que solía cronometrar los ejercicios de respiración. Tenía la esfera rota y se le había caído el minutero,

133

pero tenía un segundero estupendo. Me quedé tranquila... hasta las tres de la madrugada del miércoles, cuando la primera contracción real me despertó de un sueño profundo y me incorporé en la cama para anunciar con voz quejumbrosa: «¡Dios mío, tengo un parto de espalda!» Como es natural, Richard se despertó, y durante la siguiente media hora olvidamos todos los planes y las largas conversaciones acerca de la inutilidad de ponerse nervioso.

Los dos estábamos en un estado de locura histérica, y yo no podía hacerme a la idea de tener un parto de espalda. Richard no entendía que yo estaba de parto y después de asegurarme que los partos no empiezan así, me dijo en tono condescendiente: «¡Lo que pasa es que estás restreñida!» A continuación, añadió que se moría de hambre y se puso a rebuscar en la nevera.

Mientras tanto, yo estaba sentada en un taburete de la cocina, dándome masajes como loca y maldiciendo por lo bajo, unas veces contra el parto de espalda y otras contra mi marido. No tardé en ver que tenía contracciones a intervalos de cinco minutos y decidí no esperar más: «¡Richard, será mejor que llames al médico!»

Richard asintió. En su más puro estilo Cary Grant, empezó la conversación con afabilidad: «¡Buenas noches, doctor! ¿Cómo está usted?» (a las tres de la mañana). «Sí, soy Richard Feinstein. Phylis *cree* que está de parto. Cada cinco minutos. ¿Que las cronometremos durante otra media hora y si continúan con regularidad volvamos a llamar? ¿Llamamos de todas maneras? De acuerdo.»

Un cuarto de hora más tarde, las contracciones se presentaban cada cuatro minutos. Llamamos de nuevo al médico y nos dijo que nos acercáramos al hospital (vivimos a media hora de distancia) y esperáramos un poco en casa de mis primos, que viven a una manzana del hospital. Nos olvidamos del estofado de Richard, pero antes de marcharnos ya se había comido mi compota. Mientras me vestía, él preparó un poco de té y cogió algo de fruta para el viaje. Para entonces, yo había conseguido tranquilizarme y bajé al aparcamiento sin más contratiempos. Richard se concentró en la carretera y yo en las contracciones. Abrí la bolsa de pirulís de caramelo y empecé a chuparlos cada vez que notaba la boca seca. (Primer error: no los compréis demasiado dulces. Los ácidos quitan mucho más la sed.) A mi lado llevaba dos almohadas que había cogido por si no había bastantes en el hospital. No resultó una previsión inútil.

Llegamos a casa de mis primos a las cuatro de la mañana. Nos abrieron la puerta dos caras adormiladas y excitadas. Las contracciones ya se repetían cada dos minutos. Otra llamada al médico y por fin salimos para el hospital. Entramos, Richard con mi bolsa de fantasía y su paquete de fruta, y yo abrazada a las almohadas y chupando un pirulí demasiado dulce. Formábamos una buena pareja.

Bajó una enfermera de guardia para acompañarme a la maternidad y en el ascensor me observó de arriba abajo y se quedó mirando las almohadas y el pirulí.

–¿Qué es todo eso?

–Almohadas para incorporarme y un pirulí para la boca seca.

Salimos del ascensor y me guió hasta una habitación en la que había tres mujeres más. Me preparé para acostarme y, entre jadeos de técnica respiratoria, pedí a la enfermera que levantara la cabecera de la cama.

Mientras lo hacía murmuraba: «Todas se acuestan para dilatar y ella tiene que sentarse.»

Se fue cuando Richard volvía de arreglar los papeles del ingreso. Lo primero que hizo fue vaciar la bolsa y dejar a mano el talco, la manopla, la crema de cacao y los pirulís. Entonces llegó el médico seguido por una enfermera rubia tipo «bulldozer» que miró a Richard y dijo: «Será mejor que espere fuera; o mejor, que baje al vestíbulo hasta que todo haya pasado.» Richard y yo respondimos al unísono: «No, se [me] queda [o].» La enfermera asintió y salió de la habitación con expresión ofendida.

Richard cronometraba las contracciones, yo me daba masajes en el vientre. Diez minutos después, el Dr. H. me rompió la bolsa de aguas. Me acostaron en una camilla y me llevaron a otra habitación, en la que Richard y yo pasamos el resto del parto.

Finalmente estábamos instalados y dispuestos para la acción. Por primera vez, tenía oportunidad de evaluar lo que estaba pasando en mi interior. No tenía un parto de espalda porque, según me aseguró el Dr. H., el bebé no estaba en posición posterior. Sin embargo, las contracciones empezaban en la espalda, alcanzaban la máxima intensidad unos ocho centímetros por debajo del ombligo y a medida que cedían se iban hacia los lados, en dirección a las caderas. Yo respiraba como me habían dicho que lo hiciera en la segunda fase de la primera etapa del parto (dilatación): inspiración-espiración de limpieza, respiración lenta, aceleración a medida que aumentaba la contracción y luego más lenta cuando iba cediendo. El médico me examinó a las cinco y media y nos dijo que todo marchaba bien. La única vez que me preguntó si quería algún tipo de calmante fue a las cuatro y media. Creo que lo dijo para que estuviera tranquila, pero luego ya no volvió a mencionarlo, ni siquiera cuando las cosas se pusieron más difíciles en la última fase, la de transición. Después del nacimiento, le pregunté por qué no me lo había vuelto a sugerir y su respuesta fue: «¿Para qué?»

A las ocho, había dilatado 9 $1/2$ centímetros y estaba exhausta. Quería empujar pero el Dr. H. me dijo que esperara. El impulso de empujar era irresistible. Perdí el aliento, estrujé las manos del médico y de Richard, y soplé a la desesperada hasta que ya no me quedó aire. «Ahora ya sí», murmuré, pero el reconocimiento del Dr. H. demostró que estaba equivocada. El cuello del útero aún tenía que dilatarse un poco más, lo bastante para marcar la diferencia entre empujar inútilmente y expulsar al bebé con eficacia. Mientras tanto, Richard me ayudó a acompasar la respiración haciéndome escucharla como lo hacía él. Media hora más tarde llegó la palabra esperada: «¡Empuja!» Me coloqué en posición (después de que Richard me recordara cómo tenía que ponerme) y empujé. Me había hecho una idea falsa, y creía que con tres buenos empujones el bebé ya estaría fuera.

En mi caso la peor parte fue la expulsión. Me hacía daño y estaba cansada. «¡No puedo empujar más!», me quejé, pero en ese mismo momento el médico decía: «Ven aquí, Richard. Ya sale la cabeza del bebé y tiene el pelo negro.» Rich se apresuró a dar la vuelta a la cama. Sonreí y me dije: «¿Quién está cansada?». Quería empujar con toda mi alma.

Nos llevaron al paritorio. El Dr. H. me puso una anestesia local para la episiotomía. Diez minutos y cinco empujones, de los buenos; más tarde, el médico me presentaba a la recién nacida más grande y más bonita que haya visto nunca: 3 kilos, 700 gramos y 53 centímetros que honran al método Lamaze.

No tengo palabras para describirla.

EL RELATO DE UN PADRE

POR PATRICK CASEY

El nacimiento de nuestro primer hijo fue una experiencia bastante desagradable. Cuando sintió las primeras contracciones, hace cuatro años, mi mujer no tenía una idea clara de lo que podía esperar. La sorprendieron, la atemorizaron y la hicieron sentir muy incómoda. Ninguno de los dos había imaginado que el nacimiento de un niño pudiera ser tan angustioso. Tras unos momentos, en los que no hicimos más que cogernos las manos desesperados, me pidieron que abandonara la habitación del hospital. A ella la sedaron y, después de muchas horas de ansiedad y confusión, me informaron de que había nacido nuestro primer hijo. Afortunadamente, el niño estaba sano y los dos estaban bien, pero la experiencia fue tan desoladora que Marilyn durante mucho tiempo no quiso ni oír hablar de volver a pasar por ella.

Finalmente decidimos tener otro hijo. En la época en la que Marilyn se quedó embarazada, un amigo nos habló de una técnica de parto maravillosa conocida como método Lamaze. Con nociones claras de lo que ocurre en el cuerpo durante el parto y la expulsión, algunos ejercicios para prepararse físicamente, un sistema de respiración para aliviar el dolor de las contracciones, y contando con la función de apoyo del padre, parecía un sistema práctico y nos dijimos que valía la pena seguirlo. Si de algo estábamos seguros era de que queríamos evitar otra experiencia traumática, así que acudimos a un obstetra partidario del método Lamaze y nos apuntamos al curso de seis lecciones.

Las sesiones semanales fueron realmente agradables. No sólo descorrieron el velo de misterio que tradicionalmente ha envuelto el parto, mediante la explicación simple de lo que iba a ocurrir y de cómo prepararse, sino que procuraron eliminar cualquier tipo de aprensión que sintiéramos ante la idea del parto. Crearon un ambiente acogedor de discusión racional y nos enseñaron técnicas y ejercicios específicos para que practicáramos juntos, de manera que a medida que las clases progresaban desaparecían los miedos. Comentábamos las dudas con las otras cuatro parejas y luego en casa trabajábamos juntos. Fue una colaboración feliz, algo que preparábamos como marido y mujer.

Las primeras contracciones aparecieron a las tres de la madrugada, unos días antes de la fecha en que cumplía. Marilyn me despertó a las tres y media diciéndome que hacía media hora que tenía «lo que podían ser contracciones reales». A las cuatro llamábamos al Dr. A. para informarle de que las contracciones eran suaves pero se presentaban a intervalos regulares de cinco minutos. Sabíamos que el segundo parto siempre va más rápido que el primero, pero nos sorprendió oírle decir que nos diéramos prisa en ir al hospital. La maleta de Marilyn y la pequeña bolsa para el parto estaban cuidadosamente preparadas desde hacía semanas. Sin más tardar, llamamos a un taxi.

Marilyn aún no había roto aguas, que fue lo primero que ocurrió cuando nació Jonathan, pero en el viaje al hospital las contracciones continuaron siendo definidas y regulares. Le propuse que utilizara la primera técnica de respiración pero me recordó que le habían dicho que esperara hasta que fuera absolutamente necesario. A las cuatro y media entrábamos por la puerta nocturna del hospital.

Hacía un mes que nos habíamos registrado y habíamos dejado un depósito, por lo que fuimos directamente a la zona de maternidad en el cuarto piso, donde el Dr. A. ya nos esperaba. En un tono alentador que agradecí profundamente, la invitó a entrar en la sala de dilatación para prepararse y someterse a un reconocimiento, mientras yo me ponía la camisa y los pantalones blancos esterilizados de rigor en la habitación contigua. Unos diez minutos más tarde me reunía con ella en la sala de dilatación; tenía una almohada en la cabeza y en la otra apoyaba las rodillas. Me dijo que ya había dilatado cinco centímetros y que creían que el bebé nacería antes de una hora. Eran las cinco menos cuarto. Los dos estábamos muy excitados y ella empezó a utilizar la respiración acelerada. En un intento de ser útil, le puse polvos de talco en el vientre y le alcancé un pirulí de caramelo para que chupara entre contracciones, mientras ella se reía de mi nuevo disfraz hospitalario.

Marilyn creía que iba a ser una niña, mientras que yo no tenía preferencias.

Una enfermera muy cariñosa entraba y salía continuamente, y un interno le extrajo una muestra de sangre. Las contracciones habían sido suaves y bastante seguidas, pero entonces empezaron a ganar intensidad y se hicieron más difíciles de controlar. Todo era como en las prácticas en casa: Marilyn se concentró en un punto de la habitación y yo anunciaba los intervalos de quince segundos de cada contracción.

A las cinco y diez se aceleraron las cosas. Marilyn empezó a tener contracciones realmente fuertes y enseguida pasó a la técnica de respiración rápida con soplidos. Entró el médico, le hizo un breve reconocimiento y llamó a la enfermera: ¡nos íbamos al paritorio! Cogí dos almohadas y salí en volandas tras la camilla, al tiempo que intentaba ponerme el gorro y la mascarilla. La enfermera se rió de mí viendo cómo me apresuraba por el pasillo, dejando caer una almohada cada tres pasos pero decidido a seguir a todo el mundo hasta el interior del paritorio, donde a Marilyn ya la estaban cambiando de camilla. Las contracciones eran muy intensas y tenía que hacer grandes esfuerzos para contrarrestar el impulso de empujar y concentrarse en la respiración.

El ambiente del paritorio parecía el de un club de amigos. Me presentaron al anestesista («Está aquí por si necesitara algún tipo de sedante») y a las dos enfermeras que iban de un lado a otro de la habitación preparando toallas e instrumentos. El médico nos dijo que la cabeza del bebé estaba a punto de aparecer; en la siguiente contracción rompería la bolsa de aguas y por fin Marilyn podría empezar a empujar. Le sequé la frente, aunque no hacía ninguna falta, e intenté distraerme acomodándole las almohadas.

«Preparada», dijo tranquilamente el Dr. A., y Marilyn hizo dos profundas inspiraciones-espiraciones, volvió a inspirar, dejó escapar un poco de aire y empujó aguantando la respiración mientras yo contaba hasta ocho. Un formidable gruñido retumbó en la habitación mientras ella apretaba los dientes y empujaba con fuerza, agarrada a las barras de metal de la camilla. Creo que perdió de vista todo y a todos los que estábamos allí, tanta era su concentración y su determinación. De pronto, salió un chorro de agua.

«¡Bien!», dijo el médico, «… otra vez…».

¡Era increíble el ruido que hacía! Y la fuerza de su cara. Era como ver a un héroe mítico realizar un acto hercúleo, derribar un templo, expulsar a un falso dios, derrotar a un enemigo.

«¡Muy bien! Ven y mira, ya se ve el pelo del bebé.»

Me apresuré a mirar por encima del hombro del médico. Ahí estaba la coronilla del niño, embadurnada con lo que parecía pelo negro.

Marilyn sonrió débilmente y se preparó para volver a empujar. En ese punto, el médico le puso un anestésico local y le hizo una incisión, indolora, para agrandar la abertura. Un último empujón y vi cómo salía toda la cabeza. El Dr. A. introdujo la mano bajo el hombro y en un segundo todo el cuerpo se deslizaba fácilmente y el bebé había venido al mundo.

«¡Es un niño!», dijo el anestesista, que había sido el primero en advertirlo desde su privilegiada posición junto a la cabeza de Marilyn. «Son las 5 y 37.»

Era un niño, arrugado y con expresión de enfado. Siendo como soy de natural bastante nervioso, me alivió ver que sólo tenía una cabeza, dos brazos, dos piernas, etc. Cuando el médico lo levantó en el aire, tenía la piel azulada y su pequeño cuerpo estaba tenso. El cordón le colgaba del ombligo hasta la placenta, que aún no había sido expulsada. Enseguida se lo pinzaron y cortaron, mientras yo me inquietaba por su apariencia inerte. Entonces, el médico le dio un golpecito en las plantas de los pies. (Parece ser que el azote en las nalgas sólo es para las películas.) Se oyó un gorgoteo en el interior de la garganta del bebé, un segundo después un débil quejido, y luego un torrente de alaridos y vagidos. Era indudable que estaba vivo.

El Dr. A. instó a Marilyn a empujar de nuevo para expulsar la placenta y en un momento había cosido la episiotomía. Mientras tanto, nosotros sólo teníamos ojos para el pequeño Peter Nicholas (ése es su nombre), que se iba volviendo cada vez más rosado en la cuna de cristal en que lo habían acostado junto a la camilla. Nos dimos cuenta de que el pelo no era negro como yo había pensado al verlo mojado, sino rojo, del mismo tono que el de su madre y el de su hermano.

A partir de entonces nos dejaron prácticamente solos. El anestesista recogió sus cosas y se fue. Las enfermeras entraban y salían, y el médico se fue a ver a otra mujer que acababa de llegar de parto. Era el momento más feliz de nuestras vidas y nos sentíamos tremendamente orgullosos. Ahí estaba nuestro nuevo hijo, después de tan sólo dos horas de parto suave y sin ningún tipo de medicación, ni siquiera una aspirina. La diferencia entre este parto y el anterior era milagrosa. Marilyn había utilizado la técnica Lamaze a la perfección. El método había conseguido que nos planteáramos el parto con tranquilidad y que tuviéramos confianza en que seríamos capaces de enfrentarnos a cada una de las etapas. Nos había dado la alegría de trabajar juntos y, ahora, esta última y feliz recompensa.